# ÉTUDE GÉNÉRALE

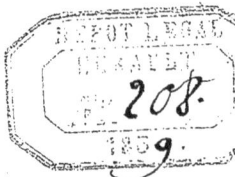

SUR LE

# DIAGNOSTIC MÉDICAL,

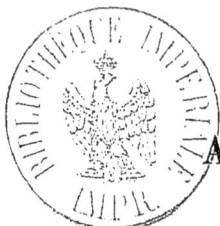

PAR

## Augustin MARCELLIN,

**DOCTEUR EN MÉDECINE,**

AIDE-D'ANATOMIE A LA FACULTÉ DE MÉDECINE DE MONTPELLIER ;
MEMBRE DE LA SOCIÉTÉ DE MÉDECINE ET DE CHIRURGIE PRATIQUES DE LA MÊME VILLE ;
MEMBRE DE LA SOCIÉTÉ ENTOMOLOGIQUE DE FRANCE ;
NOMMÉ, PAR CONCOURS, AUX ÉCOLES PRATIQUES DE PHYSIQUE ET CHIMIE,
D'ANATOMIE ET D'OPÉRATIONS CHIRURGICALES ;
ASSOCIÉ TITULAIRE DE LA SOCIÉTÉ MÉDICO-CHIRURGICALE D'ÉMULATION
DE MONTPELLIER ;
MEMBRE DE LA SOCIÉTÉ BOTANIQUE DE FRANCE, etc.

« Le meilleur pilote est celui qui connaît
le mieux la mer sur laquelle il navigue. »
(F.-J. DOUBLE, *Séméïologie*, T. 1, p. 18.)

MONTPELLIER,

JEAN MARTEL AÎNÉ, IMPRIMEUR DE LA FACULTÉ DE MÉDECINE,
RUE DE LA CANABASSERIE 2, PRÈS DE LA PRÉFECTURE.

1859

# A la Mémoire vénérée

## DE MA PAUVRE MÈRE

# JULIE DE MONTBLANC,

ET

## DE MES ONCLES ET BIENFAITEURS

# AUGUSTIN-LOUIS DE MONTBLANC,

### ARCHEVÊQUE DE TOURS,

### PAIR DE FRANCE,

### DOCTEUR DE L'UNIVERSITÉ D'OXFORD,

ET

# ANTOINE-PAULIN DE MONTBLANC,

### DOCTEUR EN MÉDECINE DE LA FACULTÉ DE MONTPELLIER,

### MEMBRE DE PLUSIEURS SOCIÉTÉS MÉDICALES.

Vous qui auriez été si heureux de mon bonheur, pourquoi faut-il que vous me manquiez aujourd'hui !..... Sans les rigueurs inévitables de la mort, que ce jour eût été beau pour moi !.... Puis-je au moins espérer, puisque telle est ma seule consolation, qu'en déposant ma Thèse sur vos tombes, dont l'oubli ne saurait s'approcher, la protection de trois bienheureux viendra d'en-haut sur elle et sur l'auteur.

A. MARCELLIN.

# A MON BIEN-AIMÉ PÈRE,

## JOSEPH MARCELLIN,

ANCIEN INSPECTEUR DES MAISONS CENTRALES.

L'excès de ma sensibilité nuit à l'expression des sentiments qui m'animent. Imiter votre exemple ; m'inspirer, dans ma vie de praticien, des vertus et des mérites de ceux que nous pleurons : voilà ma seule ambition, voilà mon seul désir. Je laisse au temps le soin de confirmer mon rêve.

## A MES SŒURS AUGUSTINE ET VICTORINE.

Puisant sans cesse à la même source les principes qui forment le cœur, nous saurons où chercher l'amitié.

## A L'ABBÉ MARCELLIN, MON FRÈRE.

Te parlerai-je, CHER AMI, de notre affection réciproque ? Écoute les battements de ton cœur, ils en donnent la mesure.

## A MONSIEUR ESTAYS,

INSPECTEUR DE L'ENREGISTREMENT ET DES DOMAINES,

et

## A MADAME ESTAYS.

Je vous place à côté de ma Famille : jugez de mes sentiments.

A. MARCELLIN.

A MESSIEURS LES PROFESSEURS

# LORDAT, RIBES et BOYER.

Je ne dirai rien de ce que l'élève puise à la parole du Maître éloquent : je ne puis qu'admirer. Mais la voix de la reconnaissance est moins silencieuse ; pour l'intérêt que vous n'avez cessé de me témoigner , j'ai inscrit votre nom sur une page autre que celle-ci : mon cœur en est l'éternel confident.

A MESSIEURS LES PROFESSEURS-AGRÉGÉS

# MOUTET, BOURDEL et JACQUEMET.

Permettez - moi d'espérer que vous continuerez de m'honorer de votre estime , lorsque je ne serai plus rapproché de vous que par le souvenir.

A. MARCELLIN.

# A Monsieur le Docteur BATIGNE,

PROFESSEUR-AGRÉGÉ LIBRE,

ANCIEN CHEF DES TRAVAUX ANATOMIQUES DE LA FACULTÉ DE MÉDECINE,

CHIRURGIEN DE LA MISÉRICORDE,

CHEVALIER DE LA LÉGION D'HONNEUR, ETC., ETC.

Je n'oublierai jamais les merveilles dont j'ai été témoin à votre école. Que je suis fier d'avoir été votre élève !

# A Monsieur le Docteur CAMILLE SAINTPIERRE

et

# A mon Cousin FRANÇOIS CORPORANDY.

Aimons-nous toujours, malgré notre éloignement.

A MON MEILLEUR AMI,

# EDMOND BATIGNE,

AIDE-D'ANATOMIE,

LAURÉAT DE LA FACULTÉ,

CHIRURGIEN INTERNE DES HOPITAUX DE MONTPELLIER.

Je te réserve pour la fin : tu sais où tu auras toujours la première place.

A. MARCELLIN.

# INTRODUCTION.

---

Depuis qu'il m'a été donné de comprendre les mer-
veilleux attraits de la science médicale et d'en sonder
les profondeurs ; depuis que j'ai pu apprécier qu'il n'est
rien de plus élevé que l'étude de l'homme, rien qui
exerce au même degré l'intelligence et qui en même
temps excite aussi vivement les nobles impulsions du
cœur, je n'ai cessé de me préoccuper du choix du sujet
qui devait clore mes épreuves académiques.

Par goût spécial bien prononcé pour les recherches
d'anatomie et de chirurgie que me facilitaient mes
fonctions d'aide-anatomiste, et à cause de la direction
imprimée à mes études, je me sentais poussé à puiser

ma dissertation dans cette branche de la science qui renferme les maladies réputées chirurgicales, et où les dernières années ont apporté tant de motifs de controverse.

J'avais même des matériaux tout prêts, relativement à une de ces maladies aussi commune que redoutable par les accidents et les catastrophes qu'elle peut entraîner à sa suite, et qui avait ravi à la tendresse de tous les miens un des membres de ma famille, aussi célèbre par ses vertus, que recommandable par sa haute érudition. Douloureusement impressionné du récit de cette mort, je n'avais laissé échapper aucune occasion de voir par moi-même les faits de cette nature. Quelques observations, recueillies dans la pratique d'un de ces hommes que l'humanité souffrante consulte comme un oracle de la science et que sa modestie seule m'empêche de nommer ici publiquement, m'engageaient encore à poursuivre mon idée. Je voulais parler de la hernie étranglée, que j'avais entendu traiter de la manière la plus brillante, dans un cours complémentaire de chirurgie, par un Agrégé de l'École, dont la parole a été pour moi aussi entraînante que le cœur. L'importance de son étude me poussait à me livrer à de longues et minutieuses recherches, propres à exposer l'état du sujet avec une extension suffisante, et de manière à faire naître une conviction réfléchie dans tous les points douteux ou obscurs. Mais, poussé par l'idée de traiter un sujet plus original, j'ai conçu, selon l'expression de M. Lordat[1], *un projet dont l'utilité encourage, dont la difficulté intimide et dont l'ambition fait rougir*. Au moment de toucher au port, j'ai voulu courir d'autres bordées.

C'est en suivant avec beaucoup d'assiduité et avec toute l'attention possible les savantes leçons de mes Maîtres, c'est en méditant leurs ouvrages, que j'ai conçu l'idée de porter mon attention sur un point de pathologie générale, l'étude du *Diagnostic médical*, et de rassembler les documents qui se trouvaient à l'appui de l'exposé que je désirais en faire[2].

[1] Lordat, Ébauche du plan d'un Traité complet de physiologie humaine, préface.

[2] On conçoit que j'ai eu besoin de consulter beaucoup d'auteurs, dont je n'ai cité qu'un petit nombre dans le corps de cette dissertation, dans la crainte de la rendre trop volumineuse, sans en augmenter l'utilité. Mais je ne puis m'empêcher de saisir cette occasion de justifier la pureté des sources indigènes où j'ai plus spécialement puisé, et parmi lesquelles je signale avec bonheur : la thèse de concours de M. le professeur Dupré, la Doctrine médicale de Montpellier par M. le professeur Alquié, les ouvrages de M. Lordat, le Traité d'anatomie pathologique de M. le professeur Ribes, etc., et les cours de M. le professeur Jaumes (1857), que je tiendrai toujours à honneur d'avoir suivis la plume à la main.

Cette décision une fois bien arrêtée, j'ai exploré avec ardeur le domaine de la pathologie générale et de la philosophie médicale, convaincu que les plus sérieuses difficultés étaient là, que là était la source et la base de la médecine pratique rationnelle, et fermement résolu à y pénétrer à tout prix, afin de pouvoir aboutir à la détermination des rapports nécessaires.

Galien nous dit que, « pour écrire méthodiquement de l'art de guérir, il faut dégager la maladie d'une manière nette, dans sa simplicité, et voir ensuite les maladies dans leurs rapports de convenance et de disconvenance [1]. »

« La médecine-pratique, écrit le professeur Bérard, se propose de distinguer les affections morbides diverses, pour appliquer à chacune d'elles le traitement convenable : cette distinction constitue son but, son caractère et sa gloire. Il y a donc, ajoute ce professeur, une *analyse clinique* qui est son instrument, et qui seule peut servir à déterminer l'indication thérapeutique. C'est sous ce rapport transcendant qu'il faut la considérer, ainsi que les moyens de l'établir sur des bases solides et de lui faire faire de véritables progrès;

[1] *Methodus medendi, lib. III*, pag. 74, édit. Fraben.

c'est à cette question simple et profonde qu'il faut
ramener toutes les discussions qui embrassent l'étude
de la médecine-pratique. On pourra contester le travail
analytique de tel ou tel médecin, mais jamais la nécessité de l'analyse prise en elle-même, puisque cette
analyse n'est autre chose que l'art lui-même [1]. »

Après une telle citation, serait-il rationnel de nier
l'utilité de cette merveilleuse méthode qu'enfante l'École
de Montpellier, et n'est-on pas suffisamment édifié sur
les avantages de l'analyse clinique?

Établir l'existence constitutive de la maladie dans
ses attributs communs et fixes, ou sa caractéristique
essentielle et propre; poursuivre les analogies et les
différences des maladies entre elles, depuis le phénomène initial jusqu'à la fin, qu'est-ce autre chose que
le diagnostic médical, dans la signification la plus
étendue et la plus juste du mot? N'est-ce pas là ce qui
mène, d'après la doctrine hippocratique, à la connaissance de l'état morbide?

Mais, s'il en est ainsi, le diagnostic médical devient
le point culminant de la science et de l'art, puisqu'il
renferme à la fois l'idée la plus complète de la nature

[1] Voir la Doctrine médicale de Montpellier, par M. le professeur Alquié, 4e édit., 1850, pag. 471-72.

expérimentale , de la marche, des complications, des terminaisons et du traitement des maladies. On doit donc comprendre, d'ores et déjà, l'importance qu'il peut y avoir d'en posséder la notion exacte, surtout au lit des malades, vis-à-vis de l'immense responsabilité qui pèse sur le praticien.

A quoi peuvent servir toutes les autres connaissances, si l'on n'a pas celle de la maladie qu'on doit combattre ? Comment établir un traitement sans la notion précise de l'*affection*, ou de la *maladie*, qui n'en est que la manifestation ? « *Antequàm de remediis statuatur , disait Baillou , primùm constare oportet* QUIS MORBUS *et quæ morbi causa; alioqui inutilis opera, inutile omne consilium*[1]. »

Écoutons sous quel point de vue la science du diagnostic est envisagée par les plus fameux cliniciens modernes; nous y verrons quelle est son importance réelle, et quels dangers fait courir la négligence des règles qu'elle exige. Admirons ce coup de pinceau d'un professeur aussi poëte que médecin[2]. « Qu'on se figure un navigateur mal habile , errant à l'aventure , sans

---

[1] Baillou , *lib. I, consil. XIV.*

[2] Apprécier la valeur respective des sources du pronostic médical, etc. Thèse de concours de M. le professeur Fuster ; 1848, pag. 5.

gouvernail ni boussole, à travers une mer capricieuse ; imaginez encore un coursier emporté qui se heurte contre mille obstacles pour s'abattre au terme de sa course, haletant et harassé.

» Le médecin, au lit des malades, qui ne s'enquiert pas, avant tout, non-seulement *de l'état actuel de la maladie, mais de ce qu'elle a été* et de ce qu'elle doit être ; ce médecin, *ignorant le passé,* ne prévoyant pas l'avenir, flotte dans sa pratique, comme le pilote d'un navire désemparé, à la merci d'indications contradictoires, et manque la guérison de ses malades en s'abandonnant, comme un coursier échappé sans frein ni guide, à des efforts infructueux. »

Oui, rien de plus vrai ; aucune autre notion ne saurait être plus féconde en applications heureuses de toute espèce. Non pas sans contredit que, même avec son secours, on puisse se promettre de guérir tous les maux, ou de prévenir toute issue fâcheuse ; mais elle n'en mérite pas moins d'être regardée comme le fil conducteur le plus sûr pour nous diriger dans la théorie et dans la pratique, et le seul capable de nous inspirer quelque confiance dans nos tentatives. Une maladie n'est souvent irrémédiable, ou ne devient funeste, que parce que nous ignorons sa constitution, ou que nous ne voyons pas les indications qu'elle comporte, ou que nous ne savons pas nous servir des moyens qui sont en notre pouvoir.

Voilà pourquoi, sans trop réfléchir à ma jeunesse et à mon inexpérience, je me suis efforcé d'acquérir la plus grande somme possible de connaissances sur le diagnostic médical dans sa généralité, sur les sources du diagnostic, sur les méthodes diagnostiques, et sur les conséquences qui résultent du choix de ces méthodes convenablement dirigé ; voilà pourquoi j'ai fait, de cette vaste étude, l'objet de mon dernier acte probatoire, au risque de ressembler à ce jeune et mystérieux enfant qui, d'après un Docteur de l'Église [1], avait creusé un trou dans le sable, avec une coquille rose et nacrée, pour y renfermer l'eau de la mer.

J'aurais agi plus prudemment en restant dans la voie commune et en me bornant à une de ces questions dont les proportions sont restreintes, et qui ont un cadre tracé d'avance. Mais si, oubliant que ce n'est qu'au temps et à l'expérience qu'est réservé le privilège d'aborder avec quelque succès une vaste conception, je me suis égaré quelquefois, je trouverai dans mes erreurs mêmes des motifs de consolation, et tout ne sera pas perdu pour moi si je n'ai pu doubler le

---

[1] S. Augustin, réfléchissant sur le Mystère de la Trinité.

*cap des tempêtes* et si j'ai marqué l'écueil par mon nau-
frage : *Non licet omnibus adire Corinthum*. J'ai trop
souvent trouvé mauvais le matin ce que j'avais jugé bon
la veille, pour avoir la moindre idée de l'exiguité de
mes forces; du reste, m'écrierai-je avec l'auteur du
*Traité de l'Esprit* (Helvétius) : « Quel est le jeune
homme qui se connaît assez lui-même pour n'en pas
trop présumer? »

Je ne veux qu'obéir à une loi; rien de plus, rien
de moins. Je me suis même appliqué à mettre beaucoup de réserve dans mes appréciations, afin de ne
pas me fourvoyer, et aussi parce qu'il en est, je crois,
de certaines questions scientifiques comme des vieilles
dames qui seront toujours imposantes pour la jeunesse.
On ne saurait les entourer de trop de respect les unes
et les autres; et si, dans les relations plus ou moins
volontaires que l'on établit avec elles, on se trouve
exposé à leur dire la vérité, que ce soit avec des mé-
nagements infinis, sans flatterie, si l'on veut, mais au
moins sans grossièreté.

Ce n'est donc pas sans une vive crainte que j'aborde
un pareil sujet; j'ignore de combien je serai resté loin
du but, mais je serai satisfait si, tout en obtenant les
suffrages de mes Juges, j'ai pu me former quelques
idées qui puissent servir d'ébauche à des études ulté-

rieures que la discussion, le temps et l'expérience me permettront plus tard de présenter sous un meilleur aspect.

Peut-être ne me sera-t-il pas défendu alors de vérifier l'exactitude de ces spirituelles paroles de Fontenelle : «Les hommes ne peuvent, en quelque genre que ce soit, arriver à quelque chose de raisonnable, qu'après avoir, en ce même genre, épuisé toutes les sottises imaginables. »

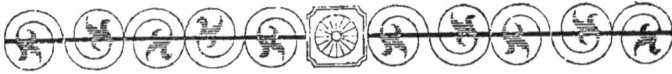

# ÉTUDE GÉNÉRALE

SUR LE

# DIAGNOSTIC MÉDICAL.

## CHAPITRE PREMIER.

### Considérations générales.

Les besoins de la santé et du bien-être légitime de l'homme ; le soulagement et la guérison des maux nombreux et variés qui peuvent venir altérer le cours de la vie : voilà le double but que la médecine s'est proposée de tout temps d'atteindre, et dont elle recherche continuellement la solution par les efforts les plus soutenus et les plus dignes d'intérêt. Mais, pour agir efficacement sur l'être humain, dans le sens de la normalité et de la perfectibilité possible, il faut connaître les lois de son existence et les conditions organico-vitales de son développement. De même, connaître les maladies est la première chose à acquérir pour les traiter d'une manière rationnelle, et pour mettre de son côté toutes les chances probables de curabilité.

Dans le premier cas, on peut dire que l'étude de l'homme sain a son point de départ dans l'établissement d'un véritable diagnostic physiologique ; comme, dans le second cas, la notion intégrale du diagnostic médical domine la pathologie entière. Toutefois, la maladie, considérée par rapport à la nature, n'étant en réalité qu'un appareil fonctionnel, ou une fonction plus ou moins complexe, et, d'autre part, la nature et la médecine ayant ensemble une même fin qui est la conservation ou le rétablissement de la santé, rien ne nous paraît plus logique que de conclure qu'elles doivent reposer toutes deux sur la même base, et marcher de concert, d'après les mêmes vues.

Or, cette base commune, où peut-on la prendre, si ce n'est dans la constitution humaine ? Ces vues harmoniques, comment les concevoir en dehors des principes que l'expérience nous fournit sur l'agrégat vivant ? En d'autres termes, la science médicale peut-

elle être fondée autrement que par la juste considération des éléments constitutifs de l'homme ?

Le naturaliste, le scalpel et le compas à la main ,
le microscope à l'œil, s'évertue à découvrir l'instrumentation anatomique des corps vivants, le mécanisme et
l'usage des parties, les engrenages particuliers dont le
concours forme le système visible ; il poursuit de plus
en plus les effets moléculaires qui s'opèrent sans cesse
dans les profondeurs de l'économie, en santé comme
en maladie. — Nous devons le louer de ses laborieuses
recherches, qui sont d'une utilité incontestable pour
tout ce qui se rapporte au système des lois physiques,
à la comparaison des êtres vivants et à leur hiérarchie
dans l'échelle zoologique, à la connaissance des tissus
et de leurs propriétés, à l'histoire des appareils et des
fonctions. Ce serait presque ridicule, et pour le moins
impardonnable, de vouloir négliger volontairement
cette face des choses.

Mais la biologie en général et la science de l'homme
en particulier ne se trouvent pas contenues entièrement,
quoi qu'on ait pu en dire, dans les notions matérielles. Il s'en faut de beaucoup. A étiqueter le détail
des faits organiques , quelque soin que l'on y mette ,
à les embrasser et à les coordonner même dans un
ordre quelconque , on n'arrivera jamais à la pleine

intelligence des phénomènes de la vie et de la maladie, à un diagnostic complet. — Les lois mécaniques , ainsi que Grimaud[1] l'a fort bien exprimé , ne sont que des moyens dont la nature vivante se sert utilement pour arriver à ses fins. Tant que l'animal vit , tant qu'il est dans toute sa vigueur, tant qu'il jouit de l'intégrité de ses forces, ces lois restent toujours secondaires et subordonnées, et elles ne deviennent victorieuses et prédominantes que lorsque la vie va s'éteindre et que les lois du grand monde vont l'emporter sur celles du petit. C'est la pensée du divin Vieillard de Cos : *Nam natura hominis sæpè universi potestatem non superat*[2].

L'organicisme , qui correspond au sensualisme en philosophie, regardant la vie comme le résultat de la matière en mouvement, et l'organisation comme le seul fondement de la pathologie, s'arrête à la structure des parties, aux fonctions des organes, au siége des maladies. Il conduit forcément la médecine-pratique à un empirisme étroit et humiliant, aux entreprises du hasard et aux écarts de la témérité , parce que son diagnostic est faux ou incomplet.

Le philosophe idéaliste s'absorbe surtout dans l'unité

[1] Mémoire sur la nutrition. Montpellier, 1787.
[2] *De diebus judicatoriis liber, cap. I.*

du *moi*, dans les facultés primitives, dans les régions les plus élevées de la métaphysique, et, suivant sa pente jusqu'au bout, il tombe dans le panthéisme ou dans la négation de la substance matérielle. Il dira avec Van-Helmont : Tout est bien, tant que les actes vitaux s'exécutent selon les idées imprimées par le créateur ou par l'âme aux archées de tous les ordres. Dans la pathologie, il ne tient compte que de la manière d'être de la cause active, des modifications du principe vital, des opérations morbides générales. Son diagnostic ne descend jamais jusqu'aux altérations locales, qui, simples effets, n'ont pour lui aucune valeur. Et, quant à la thérapeutique, elle est nulle, vague et la plupart du temps contemplative.

Avec une donnée fondamentale aussi exclusive, les maladies deviennent des abstractions réfractaires à nos sens ; et puis, selon la juste remarque d'un maître éminent, M. le professeur Ribes [1], on est tellement pénétré de la puissance de la cause intérieure, qu'on s'est persuadé qu'elle est plus éclairée que le médecin sur les besoins du corps. La plupart des actes vitaux étant regardés comme des actes médicateurs, on devient d'une timidité extrême ; et on applique des

[1] Discours sur l'éclectisme médical. Montpellier, 1829, pag. 26.

moyens indifférents à toute sorte de maux, ou on se livre à l'optimisme physiologique de Stahl entièrement, et, comme lui, on reste en contemplation devant les malades.

Il est inutile d'énumérer les immenses conséquences de l'idéalisme médical, et d'insister sur les faits innombrables qui démontrent l'unité et l'activité de l'être physiologique, rien que par rapport à la formation, au développement, à la marche et aux terminaisons des maladies, toutes choses qui intéressent le diagnostic médical au suprême degré et les indications qui en dépendent. Mais la haute valeur du dynamisme humain ne saurait déposséder la matière du rôle qui lui appartient dans les actes de la vie, normaux ou anormaux.

L'homme n'est pas seulement un esprit, ou une âme qui aurait pour appendice le corps, comme le professaient les Platoniciens, desquels Cicéron a écrit : *Aiebant appendicem animi esse corpus;* ce qu'un philosophe catholique de nos jours a répété, avec plus d'élégance et de grâce, dans cette définition célèbre : *L'homme est une intelligence servie par des organes.* Il n'est pas exact de soutenir, avec Descartes et quelques philosophes qui l'ont précédé, que l'âme humaine soit unie au corps comme le moteur au mû, le bate-

lier à son bateau. Car le moteur et le mû, le batelier et
le bateau sont deux êtres, ayant chacun son existence,
indépendamment l'un de l'autre, unis ensemble de la
manière la plus accidentelle et la plus passagère ;
tandis que l'âme et le corps sont réunis dans une même
unité pendant toute la durée de la vie humaine. Il ne
suffit donc pas d'idéaliser la vie avec ses actes pour
comprendre l'âme dans ses phases physiologiques
successives, et pour acquérir la notion de la maladie ;
attendu que la substance matérielle est un élément
nécessaire de toutes les questions afférentes à sa
manière d'être. D'après la nécessité que les forces
dynamiques ont du corps pour exercer leur action, et
celle non moins manifeste que le corps a des principes
intérieurs pour se maintenir et se perpétuer, on voit
bien clairement que ces éléments se complètent mutuellement dans une harmonie indispensable, pendant
le cours de la vie humaine.

Ceci est également vrai pour les naturistes et pour
les naturalistes de toutes les écoles, de toutes les
sectes; l'erreur y est toujours à côté de la vérité, et
l'exclusion finit par abattre tous les systèmes.

Nous ne pouvons pas cependant nous passer d'une
doctrine, si nous voulons constituer la maladie à l'état
de science. Il est même impossible de faire un pas

dans ce domaine aussi vaste que compliqué, et surtout de prétendre à la détermination des phénomènes anthropiques, soit de l'ordre physiologique, soit de l'ordre pathologique, sans l'aide et le secours d'un système.

L'influence des doctrines dynamiques et organiciennes et des mille systèmes qui en dérivent étant reconnue, relativement à la compréhension des maladies et à la manière de les traiter, ce serait un paradoxe insoutenable que d'avancer qu'il est à peu près indifférent de suivre l'une ou l'autre de ces théories, ou même de n'en avoir aucune. Si toutes sont défectueuses, à un certain point de vue, ne peuvent-elles pas être toutes bonnes, vues d'un certain côté?

L'étude des systèmes, à travers l'histoire de la médecine, nous prouve qu'il en est réellement ainsi, et qu'avant tout, le mieux c'est d'invoquer le bénéfice des travaux accomplis depuis l'origine des choses. Virgile ne trouvait-il pas de l'or dans le fumier d'Ennius!

« Les systèmes, disait feu le professeur Caizergues[1], sont autant de rayons de lumière qui viennent frapper successivement les différentes faces d'un objet, pour

[1] Des systèmes en médecine. Montpellier, 1825, pag. 5.

les éclairer et nous en faire apercevoir les moindres circonstances; en sorte que tous les systèmes réunis, et réduits à ce qu'ils ont de positif, peuvent nous offrir la collection des notions les plus précises et les plus complètes que nous possédions sur cet objet....... »

Il ajoutait : « On est obligé de convenir qu'il n'y a pas eu de système, quelque vicieux ou informe qu'il ait été, de quelque danger qu'il ait pu être dans son application exclusive, indistincte et indéterminée, qui n'ait fourni à l'art des observations intéressantes, et des vues aussi saines qu'utiles dans certains cas. »

L'histoire de la médecine nous enseigne, dans les antagonismes divers qui semblent la partager, que les systèmes ont été avantageux au développement de ses connaissances ; parce qu'ils apportent toujours avec eux une part plus ou moins grande de vérité, qu'ils laissent ensuite dans la circulation publique.

C'est absolument le rôle des histoires partielles par rapport à l'histoire universelle, tel qu'il a été tracé par M. Cousin.

« L'histoire universelle, dit le savant Professeur de la Sorbonne, ne doit omettre aucun des éléments fondamentaux de l'humanité, ni aucun siècle, parce que c'est seulement à l'aide des siècles, et de tous les

siècles, que tous les éléments de l'humanité reçoivent
tous leurs développements. Or, à moins qu'ici l'humanité ait été plus heureuse ou plus sage qu'en tout
le reste, il est à peu près impossible qu'elle ne soit
pas tombée dans le défaut tant de fois signalé, qui
consiste à prendre la partie pour le tout, et le côté
qui nous frappe dans les choses pour leur caractère
total et universel ; de sorte que, si la loi d'une histoire
universelle est d'être complète, le sort de toutes les
histoires universelles est d'être incomplètes et exclu-
sives. Toutes s'institueront histoire universelle, et
chacune ne sera qu'une histoire partielle ; toutes
auront la prétention de renfermer l'humanité toute
entière, et elles ne la considèreront que dans quelques-uns de ses éléments, et elles n'en suivront le
développement que dans certains siècles. Or, il n'y a
point là d'erreur, à proprement parler ; il n'y a que
de l'incomplet. Un homme doué d'un peu de sens
commun, en faisant l'histoire de son espèce, peut
bien en omettre et en retrancher des éléments im-
portants ; mais l'élément dont il fait l'histoire exclusive
est toujours au fond un élément réel. En présence des
hommes, quand on est soi-même un homme, il faudrait être absurde pour s'attacher à un élément chi-
mérique. On prend donc un élément réel ; seulement,

cet élément, tout réel qu'il est, n'est qu'un élément particulier ; il rend compte d'une multitude de phénomènes de l'histoire, mais il ne les comprend pas tous. Ainsi, toutes les histoires seront incomplètes, et elles ne contiendront qu'une partie de la vérité.

» Il y a plus : songez qu'il est bon qu'un siècle, qu'un peuple exprime une seule idée, afin de l'épuiser et de mettre en lumière tout ce qui est en elle et tout ce qui lui manque. Songez qu'il est bon aussi qu'un esprit supérieur se préoccupe d'un élément particulier de l'humanité, et lui sacrifie tous les autres pour que celui-là du moins soit bien connu. Cette histoire partielle, sous son titre universel, vous met en possession de l'entier développement d'un élément réel et particulier. Si chaque histoire prétendue universelle vous rend le même service pour les autres éléments de l'humanité, chacune est utile ; et, au lieu de proscrire toutes ces histoires qui se disent universelles et qui ne sont qu'incomplètes, il faut emprunter à chacune d'elles ce qu'elle contient de bon, et les compléter par leurs véritables rapports. De toutes ces histoires partielles, il sortira nécessairement une histoire plus générale que chacune d'elles, qui, comprenant toutes les histoires incomplètes, aura des chances pour être enfin une véritable histoire complète et universelle. Ne rien dédaigner, tout mettre à profit ; fuir l'exclusif pour soi-même, mais le comprendre et l'amnistier dans les autres ; tout accepter après vérification et tout combiner, tendre à l'universel et au complet, et y tendre par les points de vue les plus exclusifs de nos devanciers et de nos maîtres, réconciliés et réunis : tel est le but à atteindre ; telle doit être la méthode en histoire, comme en philosophie, comme en toutes choses [1]. »

Ce tableau, fait de main de maître, s'applique parfaitement à l'étude de l'homme, à la doctrine médicale, où doivent concourir tous les éléments fondamentaux de la nature vivante, tous les systèmes partiels de physiologie et de médecine ; les faits, les principes, les méthodes qui ont été à l'œuvre dans tous les temps, même les fautes, les exagérations et les erreurs. Comment opérer cette fusion et cette conciliation dans le vrai ?

La doctrine qui convient au médecin est celle qui envisage son sujet, qui est l'homme, dans ce qui le constitue plus spécialement en lui-même, et dans ses rapports avec tout ce qui l'environne.

[1] Cousin, Introduction à l'histoire de la philosophie, pag. 329. Paris, 1841.

L'homme est un organisme individuel, et il faut l'étudier dans ses lois spéciales ; l'homme fait partie de l'espèce humaine en général, et nous devons le suivre dans les lois de l'humanité ; l'homme appartient au monde et se développe avec lui, et il rentre par conséquent dans les lois universelles de la Création. Considérée d'après l'étendue de son génie, la médecine se trouve donc unie à la philosophie de la nature, en même temps qu'elle a ses dogmes particuliers.

Elle doit accepter volontairement des sciences morales et physiques les premiers principes, ou les principes communs de la science générale, mais sans abdiquer en leur faveur et sans se traîner à leur suite d'une manière aveugle et docile ; d'autant plus que les phénomènes de l'être humain vivant, qu'elle a mission de coordonner, s'écartent bien visiblement de ceux de la physique ordinaire et de la métaphysique pure. Aussi, malgré toutes les complaisances qu'elle peut avoir, doit-elle mettre un soin extrême à conserver intacts ses modes spéciaux de vérification, et à ne se départir jamais de cette règle, qui consiste à ne pas outrepasser les données d'une expérience légitimement et médicalement instituée.

L'analyse et l'observation, la physiologie et la clinique nous conduisent à l'existence chez l'homme d'une cause dynamique particulière, inconnue dans son essence, et dont le consensus général est l'expression visible. Voilà la vie avec ses forces, dont il faut commenter patiemment les phénomènes.

Des personnes mal informées demandent souvent à la physiologie quelle est la cause de la vie, et, s'étonnant de ne point recevoir de réponse, s'imaginent que pour cela elle est inférieure aux autres sciences : comme si aucune science rendait raison de la cause essentielle et dernière des phénomènes qu'elle étudie ! Pour l'astronome, la pesanteur ; pour le physicien, l'électricité, le calorique, la lumière et le magnétisme ; pour le chimiste, l'affinité moléculaire sont les faits primordiaux, au-delà desquels il n'est pas donné de pénétrer. Il en est de même de la vie pour le médecin. Le souffle de la vitalité lui échappe et demeure un éternel *quid ignotum*, qu'il accepte sans en être ébranlé. Il ne sent pas le besoin de connaître son essence. C'est un fait général, un fait-principe observable, et il lui suffit de l'étudier dans ses manifestations.

Le raisonnement et l'observation nous montrent la vie incarnée dans l'organisme, la vie avec ses actes opératifs dans le corps vivant : c'est donc là que le médecin doit rechercher le mode agissant et les conditions de la vie, ainsi que l'ordre et l'enchaînement des lois vitales.

Il faut donc qu'il tienne compte des faits d'organisation et d'instrumentation du système organique, aussi bien que du système vital, de l'ensemble du système comme de ses parties, de l'unité et de la diversité, de l'activité interne et de la réaction.

De plus, l'homme est comme un organe du grand tout harmonique ; il naît, vit, est malade et meurt, au sein des agents qui composent le système de l'univers et qui agissent les uns sur les autres, suivant leur état réciproque et les circonstances où ils se trouvent placés. Par suite, on est expressément obligé d'explorer et de connaître l'influence et l'action de l'alimentation, de l'air, des eaux, des lieux, des habitudes, ou les relations de l'homme avec le monde extérieur. Généralisée, cette vérité s'applique à l'espèce humaine et au corps social.

Comment, après cela, méconnaître l'activité spontanée de l'être humain, la puissance unitaire de la vie ?

Comment s'étonner de l'influence de l'organisation sur les fonctions physiologiques et pathologiques ?

Comment se refuser à admettre l'action des circonstances ambiantes sur l'exercice des actes organicovitaux, sur la production, la composition et la marche des maladies ?

En somme, l'étude de l'homme sain et celle de l'homme malade doivent reposer sur la connaissance entière et intégrale de l'agrégat et de ses relations.

La doctrine médicale, ne craignons pas de le répéter, ne peut donc être complète, et aboutir à la compréhension de tous les phénomènes, qu'à la condition de refléter fidèlement tous les éléments du problème ; et on arrive ainsi à voir que tout est ordonné, dans l'économie, sur un plan uniforme, les actions de la santé, les causes, les modes de formation et les progrès de la maladie, aussi bien que les effets médicateurs. C'est à dire que tout converge, en dernière analyse, vers la médecine-pratique ; de même que, dans le corps social, tout devrait aboutir à une médecine publique, ou à l'application systématique et générale de la science vers la pratique de la vie. C'est pour cela encore que tous les systèmes concourent ensemble, quoique par des voies différentes, à la meilleure doctrine de physiologie et de médecine.

Maintenant, cette doctrine, ennemie de tout exclusivisme, contenant et expliquant l'universalité des faits de la science de l'homme, ne répétant rien de ce qui a été observé et appelant tous les progrès, est-elle à créer de toutes pièces ?

S'il en était ainsi, si cette doctrine nous manquait, on pourrait l'édifier à l'aide de l'érudition à travers les siècles, et par l'appropriation bien entendue de tous les systèmes particuliers, l'esprit général étant d'abord fourni par le génie de la médecine. On arriverait fort vraisemblablement, de cette manière, à vivifier le passé, à constituer le présent sur un substratum solide et à garantir l'avenir.

Mais, plus heureux que pour l'histoire universelle, dont la première idée n'a été conçue que dans le xviiie siècle, et que l'on n'est pas encore parvenu de nos jours à élever à la hauteur d'une science positive, cette doctrine médicale, nous sommes en sa possession depuis plus de deux mille ans. Tous les éléments de l'humanité devant entrer dans l'histoire universelle, celle-ci ne pouvait appartenir qu'aux dernières générations, parce que les développements ne se font ici qu'à l'aide des siècles et de tous les siècles. Il n'en est pas de même en médecine ; les éléments de l'homme ayant toujours été invariables au fond, le temps devenait une chose secondaire pour la découverte du plan définitif de son histoire, et, le vrai cadre une fois trouvé, il devait rester debout en s'agrandissant.

Or, le cadre médical est tout entier dans cette formule de la constitution de l'homme, donnée par Hippocrate : que l'homme est composé d'éléments accessibles à nos sens, de parties contenantes (solides organisés), de parties contenues (fluides), et de causes de mouvement ou principes d'action, invisibles en elles-mêmes, mais se manifestant par leurs effets (*enormata impetum facientia*).

Et le Vitalisme Hippocratique, fondé sur cette base inébranlable, est la véritable science médicale ; la seule qui possède la notion complète de la vie, de la santé et de la maladie ; la seule qui permette de concevoir dans sa totalité le diagnostic physiologique, le diagnostic pathologique et le diagnostic thérapeutique.

C'est à l'Hippocratisme, dans son esprit général, que conviennent ces paroles de M. le professeur Lordat :

« Elle est une science arrêtée et non fermée ; elle a ses attributions, ses lois, sa méthode logique. Quelque étrangers que puissent paraître les faits que l'observation nous présente assez souvent, ils y trouvent leurs places respectives, des analogies, des règles générales qui veillent sur leurs droits et sur leurs devoirs ; elle est comme une ville dont le plan est immuable, dont les places, les rues, les monuments, les quartiers, les ressorts administratifs sont arrêtés d'avance, et dont les populations futures n'exigeront jamais ni bouleversements, ni démolitions, ni un nouveau code. Ne connaît-on pas de langues assez régulières, assez philosophiques, pour qu'elles puissent recevoir les idées les plus neuves, sans rien ajouter à leur syntaxe et en mariant les mots avec leurs analogues [1] ? »

La considération de la constitution de l'homme dans l'étude des phénomènes de la santé et de la maladie, aidée de l'observation de leur but d'activité, a produit la science médicale et l'art de guérir; et c'est d'une pareille science, coordonnée d'après de tels principes, que M. Pidoux a pu dire avec raison, sans réticence aucune, que l'Hippocratisme n'est pas un système reposant, comme tous les systèmes, sur une proposition d'ordre secondaire plus ou moins générale ou plus ou moins artificiellement généralisée, et prétendant à dominer logiquement tous les faits d'une science lorsqu'elle est elle-même dominée par une idée plus générale, à laquelle le systématique n'a pas pu s'élever; mais que l'Hippocratisme est une méthode philosophique d'observation, une sorte de sommité du haut

[1] De la perpétuité de la médecine, etc. Montp. 1837, pag. 24.

de laquelle l'œil embrasse simultanément le plan de la nature, voit chaque fait à sa place, tant dans ses rapports avec les autres faits que dans son rôle relativement à l'ensemble. L'Hippocratisme, c'est, en définitive, l'observation complète, ou l'étude de l'homme vivant sain et malade, sous toutes ses faces, dans toutes ses modifications, l'observateur restant constamment placé au point de vue du but d'activité de la force vitale et des organismes qui sont les moyens de manifestation de cette force, seul point de vue d'où il soit possible de constater non-seulement l'ordre de succession des phénomènes, mais encore leur loi de génération.

Et cet auteur, qui définit l'Hippocratisme l'observation complète en médecine, ajoute que cette doctrine est seule capable de continuer et d'accomplir les progrès de la science [1].

« Que sont devenues, écrit M. le professeur Fuster, à toutes les époques de la science, les prétentions décevantes des systèmes, après que l'épreuve de l'expérience et l'appréciation froide d'une raison supérieure les ont réduites à leur valeur intrinsèque, en les dé-

[1] Traité de thérap. et de mat. méd. par Trousseau et Pidoux; introduction à la 3ᵉ partie, T. II, 2ᵉ partie, p. x et xii. Paris 1839.

pouillant de leurs enveloppes spécieuses et du prestige de la nouveauté? Aucune n'a survécu à la critique ; toutes sont mortes, et vous pouvez contempler, dans l'histoire ancienne et moderne des révolutions en médecine, ces systèmes innominés entassés les uns sur les autres, comme des espèces d'hécatombes immolées par la main des siècles à la véritable science toujours debout [1]. »

C'est bien la véritable science, puisqu'elle est prise sur la nature de l'homme, et qu'elle nous donne les lois de l'agrégat humain vivant, le diagnostic parfait de ses manifestations. Empruntant à l'animisme les faits de conscience, au matérialisme les conditions de structure et d'agencement, à l'organicisme les faits de réaction, elle s'est perfectionnée par la succession des siècles, par la lutte des systèmes, par l'expérience accumulée de tous les grands médecins, et, à chaque nouvelle acquisition, elle s'est trouvée consolidée d'autant. Essentiellement conciliatrice, elle accueille tout ce qui est conforme à la nature de l'homme, à l'observation, à l'expérience, de quelque part que cela vienne ; elle tient compte de la cause de la vie, quelle

---

[1] Des maladies de la France dans leurs rapports avec les saisons, pag. 52. Paris 1840.

qu'elle soit, de l'ensemble de l'être et des parties, des
causes internes et externes, des symptômes et des
lésions d'organes, des humeurs et des solides, des faits
statiques, vitaux et psychologiques, de facteurs de tous
les ordres, et elle doit, par cela même, admirablement
remplir toutes les exigences de problème médical.

C'est bien ainsi que la chose a été comprise de tout
temps à Montpellier ; car la doctrine qu'on y enseigne
n'est autre que le Vitalisme Hippocratique, dans toute
la plénitude de ses principes fondamentaux, et c'est
ce qui lui a valu le glorieux surnom de *moderne Cos*,
Nous n'en voulons pour preuve que le titre seul du
dernier ouvrage du professeur Lordat, intitulé comme
il suit : *Rappel des principes doctrinaux de la consti-*
*tution de l'homme, énoncés par Hippocrate, démontrés*
*par Barthez et développés par son École, et application*
*de ces vérités à la théorie des maladies* [1].

On peut y lire, dans la préface, ce passage caractéristique :

« La seule médecine que le sens commun a pu
reconnaître, et qu'il puisse accepter à présent, est
celle que l'on nomme l'Hippocratisme ; ceux qui le
nient sont étrangers à la connaissance de la constitu-

[1] Montpellier, 1857.

tion de l'homme, soit par ignorance, soit par une
préférence excentrique pour l'opinion contre le sens
commun. La doctrine de la constitution de l'homme
est tellement d'accord avec la philosophie naturelle,
elle s'accorde si parfaitement avec les naturalistes de
l'école de Buffon, qu'on ne sait pas quelle est celle
des deux sciences, de la philosophie naturelle ou de
la constitution de l'homme, qui a donné naissance à
l'autre..... C'est, en effet, en étudiant la constitution
de l'homme, qu'on reconnaît dans le monde les trois
ordres de puissances causales qui composent l'homme
et l'univers : l'ordre physique, l'ordre vital, l'ordre
intellectuel. Hippocrate fonda l'anthropologie sur ces
vérités expérimentales. Le bon sens en avait sans doute
inculqué la place dans la tête des Grecs, puisque celui
qui les avait formulées et qui en avait déduit les règles
générales de la thérapie, fut honoré d'une apothéose
convertie en une mémoire immortelle. »

L'ignorance, l'esprit de nouveauté, le matérialisme,
le scepticisme, l'hiérophobie, ayant attaqué cette anthropologie, non pas seulement dans les guerres faites
à la civilisation entière, mais encore dans l'intérieur
de la corporation médicale, l'illustre Professeur a cru
devoir en rappeler les fondements pour l'indication

des liaisons intimes qui existent entre cette anthropologie et toutes les parties de la médecine-pratique.

« Cette liaison intime, dit-il, n'a jamais été comprise
que par les vrais médecins. Les praticiens vulgaires et
le public ne s'imaginent pas qu'Hippocrate ait connu
la physiologie humaine, parce qu'ils ignorent que la
plus profonde et la plus importante partie de cette
science est la doctrine de la constitution de l'homme,
et que la connaissance du *progrès caché* des fonctions
(Bacon), quoique d'un grand intérêt, ne peut pas être
mise au rang de l'étude du dynamisme par rapport à
la pathologie et à la thérapeutique [1]. »

La connaissance de la maladie étant liée d'une manière indissoluble à celle de la constitution de l'homme
et à l'existence d'une doctrine médicale complète, il
était indispensable de dégager la question du diagnostic
par quelques considérations générales appropriées à la
nature de l'objet, avant de pénétrer dans son étude
particulière. Comment aurait-il été possible d'éviter ce
préambule, lorsque la recherche du problème diagnostique en médecine va nous tenir constamment en
présence des lois principales de l'économie vivante et
de ses plus secrètes opérations ? D'ailleurs, réflexion

[1] *Voy.* pag. xiij et xiv.

faite, je ne pense pas que l'on soit en droit de me reprocher d'avoir accordé trop de temps à bien fixer le sujet dans son cadre légitime, ne serait-ce qu'à cause de l'importance qu'il y a de savoir d'avance le terrain sur lequel on veut appeler la discussion. On court ainsi moins de risque de s'égarer soi-même, et, dans tous les cas, on ne trompe personne.

Ceci entendu, abandonnons cette voie de généralisation pour entrer résolument dans le cœur de la question.

<hr />

## CHAPITRE DEUXIÈME.

### Du Diagnostic en général.

*Toute la médecine est dans le diagnostic.*

Une maladie quelconque peut être toujours ramenée, relativement à son étendue, à ces deux chefs principaux, savoir : 1° l'établissement de son existence raisonnée ou de sa manière d'être; 2° la connaissance anticipée des indications thérapeutiques qui lui conviennent.

Le premier est le diagnostic pathologique, le second forme le diagnostic thérapeutique; et ces deux

espèces de diagnostic, qui se supposent et se constituent mutuellement, ou mieux ces deux parties du
diagnostic, constituent, par leur réunion, le diagnostic
médical proprement dit.

Qu'est-ce que le diagnostic?

A cette interpellation, la plupart des auteurs ré-
pondent d'après les idées, mais ou fausses ou presque
toujours incomplètes, qu'ils se font de la maladie. C'est
ce qui explique le désordre et la confusion qui règnent
dans cette partie de la science; et le médecin, ballotté
très-souvent par des courants contraires, au milieu du
vague et de l'incertitude, ne sait plus par quelle voie
se diriger pour aller à la recherche du vrai et au
discernement des sources indicantes.

Ceux qui ne voient que le dynamisme dans l'agrégat
humain, rapportent le diagnostic au principe particulier
qui vivifie la matière et accomplit tous les phénomènes
de la vie, de la santé et de la maladie. Ils réservent
tout l'intérêt médical aux causes vitales, à l'exclusion
des causes extérieures; à l'ensemble du système, à
l'exclusion absolue des tissus et des appareils, des
solides et des fluides de l'économie.

Ainsi, pour en juger par les extrêmes, Van-Helmont
et Stahl posent le diagnostic dans l'état des idées
physiologiques, pathologiques et thérapeutiques ( *ideæ*

*seminales, morbosæ et therapeutices )*, qui ne sont pourtant, à leur point de vue, que des essences, des forces invisibles, des causes occultes. On avouera que c'est porter l'idéalisme un peu trop loin !

Par une opposition incompréhensible, qu'il est bon de signaler en passant, Van-Helmont considère toutes les maladies comme nuisibles, nie les tendances favorables de la nature, et repousse l'existence d'une force médicatrice ; tandis que Stahl regarde l'âme intelligente et prévoyante comme continuellement occupée de la conservation et de la réparation de l'agrégat. « Si l'on meurt quelquefois avec la fièvre, dit ce dernier, jamais on ne meurt par elle. »

Les organiciens et les localisateurs, anciens et modernes, pour lesquels vivre c'est sentir et se mouvoir, et qui regardent la sensibilité et la contractilité comme des propriétés de tissus ; les matérialistes, qui font du corps vivant une espèce de république fédérative, où chaque partie a sa vie propre, et où la vie générale est la résultante des vies particulières influant les unes sur les autres : ceux-là résument, au contraire, le diagnostic, dans le siége de la maladie et dans l'altération du mécanisme. — Toute leur médecine aboutit à cette fameuse idée de Bichat : « Qu'est l'observation, si on ignore là où siége le mal ? »

« La médecine, dit le grand anatomiste de Paris,
fut long-temps repoussée du sein des sciences exactes ;
elle aura droit de leur être associée, au moins pour
le diagnostic des maladies, quand on aura partout uni
à la rigoureuse observation l'examen des altérations
qu'éprouvent nos organes. Cette direction commence
à être celle de tous les esprits raisonnables ; elle sera
sans doute bientôt générale. Qu'est l'observation, si on
ignore là où siège le mal ? Vous auriez, pendant vingt
ans, pris du matin au soir des notes au lit des
malades, sur les affections du cœur, du poumon, des
viscères gastriques, etc., que tout ne sera pour vous
que confusion dans les symptômes qui, ne se ralliant
à rien, vous offriront nécessairement une suite de phénomènes incohérents. Ouvrez quelques cadavres, vous
verrez aussitôt disparaître l'obscurité que jamais la
seule observation n'aurait pu dissiper. Combien sont
petits les raisonnements d'une foule de médecins grands
dans l'opinion, quand on les examine, non dans leurs
livres, mais sur le cadavre [1] ! »

Peut-on reconnaître, dans ce passage du célèbre
Bichat, autre chose qu'un paradoxe imprudent lancé
contre la médecine ancienne ? Où donc se trouve le
siége de la fièvre et de la plupart des fièvres, de la

[1] Anatomie générale ; considér. génér. § VII, pag. 30 et 31.

morve, du choléra-morbus, du rhumatisme, de la goutte, de la rage, de la syphilis? Est-ce que l'observation pure et simple ne nous a rien appris sur toutes ces affections? Il est telle d'entre elles, notamment la dernière, sur laquelle l'observation clinique, abstraction faite de toute connaissance de siége, nous a révélé tout ce qu'il importait au médecin de savoir sur l'origine, la nature, la marche, la terminaison, le traitement, en un mot, sur tout ce qui la constitue.

Au reste, Bichat est moins exclusif que ses continuateurs ont voulu le prétendre; et quand on le lit avec attention, on s'assure qu'il admettait des affections générales rebelles à la notion du lieu, et que la valeur exagérée qu'il accordait au siége des maladies, relativement au diagnostic, il ne la rapportait qu'à certaines maladies, à celles qu'il croyait purement locales. Je crois trouver la preuve de ce que j'avance dans ces paroles, qui ouvrent le paragraphe déjà cité, et que je rapporte textuellement : « Ce que je viens de dire (sur l'organisation des animaux et sur les propriétés des tissus) nous mène à des conséquences importantes relativement aux maladies aiguës ou chroniques, qui sont locales; car celles qui, comme la plupart des fièvres, sont générales et frappent presque simultanément toutes nos parties, ne peuvent pas être beaucoup éclairées par l'anatomie des systèmes. Les premières vont donc spécialement nous occuper. » — Est-ce clair ? Malheureusement, cette sage réserve que le génie oublie rarement de s'imposer, ne sert pas toujours d'exemple aux successeurs; il est assez d'usage de la voir mettre de côté.

Quelques années à peine se passent, et Broussais s'écrie : « L'idée de maladie est représentée par celle de la lésion d'une fonction, dépendante de la lésion de son instrument ou de son organe..... La maladie médicale, comme la maladie chirurgicale, est connue quand on voit d'un même coup-d'œil l'agent de lésion venant de l'extérieur, le point sur lequel il porte, le rapport de la lésion primitive avec les secondaires, et les moyens de traitement..... La notion d'une maladie, ou son diagnostic, est complète lorsqu'elle se compose de toutes ces données.... Vous avez vu l'agent extérieur, vous voyez l'organe lésé et les troubles qui en dépendent, vous êtes conduit au traitement ; votre connaissance est entière et vous êtes satisfait. Il peut donc y avoir certitude de diagnostic et traitement rationnel pour le médecin attentif, s'il ne veut point rechercher ce qui ne doit pas l'être et ce qu'il ne peut découvrir [1]. »

[1] Cours de path. et de thérap. gén., T. I, p. 33, 34 et 36.

C'est simple comme *bon jour,* qu'on me passe la
trivialité du mot. Quel dommage que les malades
aient eu le mauvais esprit de se refuser à guérir avec
un système aussi commode !

Et dire que ce refrain a été répété pendant plus de
vingt ans, sans la moindre variation, et qu'il a joui
d'une certaine vogue, malgré les avis et les protesta-
tions des vrais médecins ; il y a de quoi remplir le
cœur de tristesse !

D'après M. Boisseau, « le plus sûr moyen d'écarter
de la médecine les hypothèses et les erreurs qui en
retardent les progrès, c'est d'étudier les maladies dans
les organes, dans les tissus ; c'est d'assigner à chaque
lésion le siége qu'elle paraît occuper ; c'est de suivre
en pathologie l'ordre qui est adopté pour l'anatomie
et la physiologie [1]. »

Selon M. le professeur Rostan, « l'appréciation
exacte des altérations des organes, des symptômes,
des signes locaux et généraux auxquels ces altérations
donnent lieu, constitue principalement le diagnostic.
Il est ainsi la connaissance des caractères qui servent
à différencier les maladies [2]. »

[1] Nosographie organique, T. I, pag. 1.
[2] Traité élémentaire de diagnostic, de pronostic, etc.,
T. I, pag. 97 ; considérations générales.

M. Piorry, pour lequel comme pour les autres
organiciens, toute maladie est un composé d'états
organiques, primitifs ou secondaires, tantôt isolés,
tantôt s'enchaînant par une influence réciproque,
définit le diagnostic : « cette partie de la médecine
qui apprend à reconnaître et à distinguer entre eux
les divers états pathologiques des organes, ou les
maladies. » «Le diagnostic, ajoute-t-il, repose en
très-grande partie sur l'anatomie et la physiologie des
organes sains et malades : cet axiome est tout aussi
incontestable que le premier ¹. »

Quelle pauvre thérapeutique que celle qui a sa
base sur des pensées aussi défectueuses en principe !
— C'est avec de pareilles idées sur la localisation des
maladies, que l'on tombe dans l'empirisme, dans la
recherche des antidotes, dans les essais sans fin de
remèdes de toute sorte ; et que des hommes éminents,
comme MM. Velpeau et Manec, en arrivent à confier
les malades des hôpitaux à des acrobates de la pire
espèce, se vantant de guérir les cancers avec des
substances insignifiantes et presque inertes, appliquées en topiques à nu sur le mal, ou données en
pilules à l'intérieur.

Ce que le fer et le feu ne peuvent pas guérir,

¹ Traité de diagnostic et de séméïologie, T. I, pag. 1 et 53.

comment un simple topique le fera-t-il disparaître?
Ce que les remèdes les plus énergiques et les plus
judicieusement choisis n'ont jamais pu produire contre
une maladie aussi réfractaire que l'affection cancéreuse, comment peut-on espérer de l'obtenir à l'aide
d'une matière végétale qui ne donne lieu à aucun effet
appréciable?

La chirurgie, comme le dit fort bien M. Jac-
quemet [1], n'a jamais fait la difficile, de quelque part
que lui arrivât la découverte. Mais la raison est là!
Et M. Davenne, le directeur général de l'assistance
publique, a bien fait sentir à M. Velpeau combien
l'éminent chirurgien était responsable de pareils essais,
lorsque, dans les quelques mots qu'il a prononcés à la
suite du rapport adressé à l'Académie de médecine,
il dit : « Tant que M. Velpeau a consenti à couvrir de
sa haute autorité les expériences de M. Vriès, je n'ai
vu aucun inconvénient à laisser cet empirique pénétrer
dans nos salles d'hôpital. Mais, après la déclaration
que nous venons d'entendre, et maintenant que la
main de M. Velpeau s'est retirée de M. Vriès, je ne
crois pas devoir supporter plus long-temps de semblables essais sur les malades qui nous sont confiés. Ce
serait manquer à notre mission, forfaire à nos devoirs

[1] Montpellier médical, avril 1859, T. II, p. 391.

les plus sacrés ; ce serait se montrer complice d'une honteuse mystification publique [1]. »

Voilà où peuvent conduire les mauvais systèmes en médecine !

L'organicisme, la localisation des maladies et leur dépendance des dégradations matérielles sont d'une insuffisance manifeste pour la notion du grand problème diagnostique ; personne ne saurait s'en contenter. S'il est, en effet, bien vrai, dit M. Bouillaud [2], que l'École organique ne recherche, dans le diagnostic des maladies en général, que les éléments dont il s'agit, certes ce n'est pas nous qui défendrons un système aussi peu philosophique, aussi étroit, aussi grossier.

Il est certaines lésions anatomiques, telles que des solutions de contiguïté ou de continuité, des obstacles mécaniques, etc., dans lesquelles, par-delà les conditions anatomo-pathologiques, il y a peu de chose, et cependant encore, même alors, il faut tenir compte du malade. Mais, hors les lésions de cette catégorie, le diagnostic, pour être complet, réellement physio-

---

[1] Compte-rendu, Séance de l'Académie de médecine de Paris, du 29 mars 1859 ; dans la *Gazette des Hôpitaux* (No du 31 mars).

[2] Traité clinique des maladies du cœur, T. I, p. 301.

logique et efficace, ou, si l'on veut, médical, doit partir de plus haut et pénétrer plus loin, plus avant, plus profondément, c'est-à-dire jusque dans les actes vitaux, jusque dans l'état des forces vitales, jusque dans le principe sous l'influence duquel se développent les maladies.

Le Vitalisme Barthézien, conçu par des idées distinctes de celles qu'on a des attributs du corps et de l'âme, mais embrassant, comme l'Hippocratisme sur lequel il est enté, tous les phénomènes de la vie dans le corps humain, peut seul constituer la médecine sur sa véritable base et nous initier à toutes les sources du diagnostic.

D'autres médecins avaient parlé, avant Barthez, du principe vital; mais il était réservé à l'illustre Chancelier de cette Faculté, de considérer d'une manière neuve toutes les fonctions de la vie dans l'homme, comme étant produites par des forces propres et régies suivant les lois primordiales; c'est à son génie qu'il appartenait de faire du Vitalisme une doctrine médicale destinée à la domination universelle.

Dans ce Vitalisme, un principe, unique en apparence, mais au fond très-complexe, représente l'ensemble des causes générales des phénomènes du mouvement et de la vie, en même temps qu'il est l'origine des actions diverses du corps humain. Quoique lié intimement à l'intelligence et aux appareils de l'instrumentation, ce principe a ses lois totalement étrangères aux hypothèses de l'idéalisme, de l'animisme, du mécanisme, du solidisme et de l'humorisme; surtout il n'a ni la conscience de ses opérations, ni la volonté de les déterminer ou de les régir. L'étude des phénomènes sur lesquels il a une influence immédiate, est seule du ressort du médecin; et cette étude, qui laisse aux dogmatiques leurs hypothèses et leur série de raisonnements; aux empiriques, l'observation trop nue des faits; à Galien, sa doctrine fautive des humeurs; aux alchimistes, leurs fourneaux; à Van-Helmont, son ingénieux délire; aux géomètres, leurs calculs; aux physiciens, leurs forces et toutes les lois de la matière et des masses : cette étude, dis-je, ramène sans cesse l'attention du côté des faits; elle apprend à les classer; elle enseigne à en déterminer d'analogues.

Est-ce que la médecine-pratique n'est pas là sur son terrain le plus convenable, le plus avantageux, sans systèmes et, par conséquent, sous son vrai jour, puisqu'elle ne se complaît que dans l'observation, et qu'elle exclut toute explication qui ne s'accorde pas rigoureusement avec elle? Est-ce que la médecine-pratique, purgée de cette manière des erreurs dont l'infectent les systèmes, ne se trouve pas ici rectifiée d'autant ? Elle peut admettre, sans nuire à l'harmonie de la doctrine, et elle admet réellement, lorsqu'ils existent, les vices des humeurs, comme les lésions des solides. Elle est, de plus, continuellement enrichie de tout ce qu'apportent, dans la science ou dans l'art de guérir, la recherche exacte et l'accumulation des faits , la sévérité mise dans les conséquences qu'on en tire , et surtout le perfectionnement de la thérapeutique.

Aussi, selon la remarque judicieuse et significative du professeur Baumes [1], «les hypothèses de Boërhaave, de Stahl, de Cullen, ont fait des systématiques; la doctrine médicale de Montpellier forme des savants et des praticiens, en repoussant l'erreur de la main dont elle épure la source du savoir, en revendiquant la bonne méthode de philosopher en matière de sciences médicales, ou celle qui nous apprend à connaître les vérités, à les trouver, et qui renferme le germe de celles qui restent encore à découvrir. »

On pressent que le diagnostic ne doit pas être compris de la même façon à Montpellier et à Paris; et , en effet, il y a sous ce rapport une très-grande différence entre les deux Écoles.

[1] Éloge de Barthez, prononcé en séance publique de l'École de médecine de Montpellier, du 8 avril 1807.

Maintenant que nous avons examiné comment on l'entend ailleurs, voyons quel est le sens qu'on lui donne au sein de la moderne Cos, à Montpellier.

Lorsqu'une des plus grandes illustrations médicales modernes, le vénérable professeur Lordat, voulant faire voir la possibilité d'embrasser et de classer naturellement tous les faits qui s'opèrent dans le cours de l'existence humaine, sans exception, sous les principes médicaux que l'École de Montpellier enseigne sur les forces dont l'homme est animé, en vient à se trouver en présence de la théorie des maladies et du diagnostic; il s'exprime, au sujet de ce dernier, dans les termes suivants : « C'est ainsi que l'on nomme l'art d'arriver à la connaissance du *phénomène initial* d'une maladie, au moyen de tous les faits relatifs qui sont à notre disposition... Et cette recherche est le premier devoir du médecin auprès du malade, la pratique rationnelle ne pouvant se faire que par cette opération mentale [1]. »

Le phénomène initial primant la maladie et pouvant se montrer dans l'un ou l'autre des trois éléments constitutifs de l'homme, ou dans l'infraction des lois de leur alliance; on conçoit que l'idée pathologique, au lieu de se renfermer dans celle du siége morbide, doit

[1] Ouvr. cité, pag. 86.

s'étendre aux diverses modifications désignées dans les quatre sources précitées.

C'est même de ce point de vue que M. Lordat a essayé l'établissement d'une nosologie naturelle générale, où les grandes familles pathologiques se trouvent groupées suivant l'origine du phénomène initial.

La première famille est celle des maladies *anatomiques* et *paratrophiques*, dont le phénomène initial est dans le vice des formes, le renversement mécanique des parties, la corruption de la substance matérielle, la dégradation de l'instrumentation en vertu d'une constitution physique primitive vicieuse.

Dans la deuxième viennent se ranger les maladies dont le phénomène initial est dans la force vitale : les maladies *réactives* et les maladies dites *affectives ;* les réactives *indéterminées* et les réactives *spéciales ;* les maladies *par carence des modificateurs indispensables,* où la privation d'air, de chaleur, de lumière, d'alimentation, etc., est la cause d'un besoin dont le système vivant souffre ; les maladies *éthistes* ou *eithismènes ,* caractérisées par un état morbide habituel qui porte la force vitale à des instincts ou à des actes vicieux ; les maladies *salutaires* ou *récorporatives ,* qui néanmoins ne sont pas toujours sans danger ; les maladies originairement *perverses ,* préparées de longue main, ou bien acquises par contagion; les maladies *par pure action*, sans opération, ou les *névroses;* les maladies *par inaction de la force vitale*, où la forme est la suspension des fonctions importantes; et enfin, les maladies *de l'instinct.*

Les maladies *vésaniques*, ou les aberrations du sens commun, appartiennent à la troisième famille.

Enfin, la quatrième comprend les maladies *para-spondématiques*, ou qui proviennent d'une viciation de l'alliance : l'insomnie, la stupéfaction courte, le somnambulisme, le délire passager, en sont des exemples.

D'une manière générale, cette distribution n'est pas aussi facile, ni aussi simple qu'elle le paraît au premier abord. Les mêmes maladies pouvant dépendre de phénomènes initiatifs fort différents, et les mêmes phénomènes initiatifs donnant lieu quelquefois à des troubles très-dissemblables, il se trouve qu'en théorie, des affections qui ont des rapports intimes sont disséminées entre les familles; tandis que d'autres affections nullement parentes sont susceptibles de rentrer dans la même famille, et cela sans le moindre arbitraire.

La hernie provient, tantôt d'un effort physique ou d'une altération anatomique, tantôt d'un travail spécial et vicieux ; il faudrait donc la classer alternativement dans les deux premières familles.

Peut-on légitimement étudier les cacochymies et les cachexies, à l'occasion des maladies récorporatives, ou qui tendent à réparer la constitution chimique du corps ?

La plupart des maladies infectieuses, quoique fonctionnelles, sont loin d'être toujours salutaires ; on peut en dire autant des fièvres exanthématiques.

Les maladies vésaniques forment une famille à part. Est-ce parce que le phénomène initial y est toujours une viciation de l'exercice du dynamisme psychologique ? Cela devrait être, pour la fidélité du principe de la classification ; et pourtant il n'en est rien. M. Lordat dit lui-même qu'il lui semble, d'après un grand nombre de faits, que le phénomène initial y réside, tantôt dans le sens intime, tantôt dans la force vitale, tantôt dans l'altération de l'instrument *cérébral*, tantôt, enfin, dans l'altération de deux ou des trois éléments [1]. La décomposition de cette troisième famille serait donc possible, pour ne pas dire nécessaire.

Une nosologie irréprochable est donc difficile à établir, et il ne faut pas plus espérer de la fonder sur la généalogie des symptômes que sur les siéges ou les altérations organiques.

[1] Ouv. cité, pag. 84.

Mais ces difficultés insurmontables de classification
pour les maladies ne sauraient obscurcir l'importance
de la recherche généalogique des symptômes, en
remontant jusqu'à la détermination du phénomène
initial. Ce sera là toujours, pour chaque cas particulier, un excellent moyen d'analyse pratique, pour
arriver à la connaissance du diagnostic, et quelquefois
même tout le diagnostic s'y trouvera contenu.

Il y a cependant quelques réserves à faire. Ainsi,
dans certaines circonstances, surtout dans les maladies
chroniques, l'impulsion primitive a été quelquefois
complètement oubliée, et depuis long-temps; de telle
sorte qu'on n'a pas à s'en préoccuper, ni pour le diagnostic de la maladie elle-même, ni pour son traitement général, encore moins pour le diagnostic et pour
le traitement des accidents qui peuvent se déclarer.
Dans la hernie étranglée, par exemple, peu importe
le phénomène initial de la hernie, pourvu que l'on
sache d'où provient l'étranglement. Le diagnostic et
le traitement curatif de l'anévrysme dépendent plutôt
de l'état présent des parties et du malade, que de la
liaison des évènements consécutifs avec le phénomène
initial de la maladie.

Le phénomène initial, a dit un de mes Maîtres, ne
donne pas au diagnostic une certitude physique, même

dans l'ordre anatomique, attendu qu'il peut fournir des symptômes variables, et que les effets ne font pas reconnaître infailliblement la cause, en admettant que l'observateur soit suffisamment instruit des conditions indispensables pour bien posséder la chaîne.

Quand ce phénomène intéresse la force vitale, elle peut nous tromper encore plus souvent dans l'expression de ses propres affections morbides. « Comme une affection morale, dit M. Lordat, peut se présenter très-différemment chez divers individus, une affection morbide peut produire des symptômes très-différents chez divers malades. Le diagnostic de cet ordre n'est donc pas plus certain que l'expression des passions : remarque qui est utile aux commerçants disposés à croire que la séméïotique est une mécanique infaillible..... La force vitale, qui meut toutes les molécules de l'agrégat matériel, peut produire dans les organes des phénomènes dont les effets ressemblent à des altérations anatomiques. Il peut donc se faire que, dans la généalogie des effets, on arrive à un phénomène initial qu'on soutient être de l'ordre anatomique, quoique, dans la réalité, il soit le résultat d'une action vitale s'exerçant vicieusement sur les instruments [1]. »

Le diagnostic, dont le Vitalisme Hippocratique doit

[1] Ouvr. cité, pag. 87.

nous donner la solution, n'est donc pas entièrement et toujours, ce me semble, dans le phénomène initial; et, par conséquent, la définition qui repose sur ce phénomène ne peut pas nous satisfaire tout-à-fait, malgré les avantages que je m'empresse d'y reconnaître sur le diagnostic organicien.

Dans ces derniers temps, quelques auteurs ont voulu faire de la conciliation, en réunissant dans le diagnostic les données fournies par la nature des maladies et par leurs siéges; mais ils ont bâti sur le sable, si je puis m'exprimer ainsi, ne connaissant pas le véritable génie de la médecine.

Jugerons-nous exempte de reproche cette définition de M. Gintrac : « Le diagnostic suppose la connaissance précise, la détermination du caractère d'une maladie, ou de sa nature et de son siége[1] » ?

Et cette autre de M. Racle : « La science du dia-gnostic est celle qui a pour objet de faire connaître l'existence, le siége et la nature des maladies, ainsi que le degré auquel elles sont parvenues, et leur état de simplicité ou de complexité[2] » ? La maladie n'y est pas même envisagée sous toutes les phases de son

[1] Traité théorique et clinique de pathol. interne, T. I, pag. 543.
[2] Traité de diagnostic médical, pag. 5.

évolution, ce que réclament les premières exigences de la pratique.

Une première définition de M. Bouillaud était autrement caractérisée. « Étant données, disait le clinicien de l'école de Broussais, les conditions anatomico-pathologiques, ou les altérations dites organiques, il reste encore effectivement à dégager une importante inconnue du problème, savoir : le mode de lésion des actions organiques ou vitales qui a présidé au développement de ces altérations. Voilà l'$x$ dont le vrai médecin doit chercher la valeur [1]. » Cette formule me paraît, si j'ose le dire, assez ambiguë. Ce sont précisément ces conditions anatomico-pathologiques que l'on refuse de donner ; car il n'est pas permis, en bonne logique, de placer l'accessoire au-dessus du principal, le consécutif avant l'antécédent, l'effet avant la cause, la charrue avant les bœufs.

Dans une seconde définition du même auteur, l'élément d'ordre anatomique est relégué au rang qui lui convient dans l'état réel des choses ; mais il y est question d'un *état vital* dont je n'ai pu me rendre compte. Du reste, voici cette définition à titre de renseignement : « Toutes les fois, dit-il, que les altérations matérielles ne sont pas le résultat de causes

[1] Ouv. cité, pag. 269.

physiques et mécaniques, et qu'elles sont, au contraire, des conséquences d'un état vital anormal, c'est la détermination de cet état vital anormal que le diagnostic se propose pour objet essentiel, et les lésions anatomiques figurent uniquement alors au nombre des caractères ou des éléments qui servent de données au diagnostic médical [1]. »

La conciliation entre l'idée ancienne, qui consistait à étudier et à comprendre les choses de la nature et les maladies en particulier, selon le mode synthétique, au point de vue des forces de la vie, de l'unité du système vivant, de l'ensemble de l'agrégat humain, et l'idée moderne qui, à partir du xvie siècle, s'applique de plus en plus à réduire toute la maladie aux organes, aux fluides, aux tissus, aux siéges locaux, aux éléments matériels, est-elle impossible ? Le diagnostic est-il destiné à être ballotté perpétuellement d'un sens à un autre, dans toutes les directions, et à changer de signification au gré de tous les systèmes ?

Je crois avoir essayé de m'expliquer là-dessus, en faisant entrevoir que cette conciliation pouvait raisonnablement se faire au sein de la doctrine vitaliste hippocratique, dont Barthez était le Messie, selon l'expression de M. Lordat.

[1] Traité élém. de nosographie méd., T. I, *Prolégomènes.*

Voilà, si je m'en rapporte à ma faible pensée corroborée par l'enseignement de mes Maîtres, le moyen de fixer la science médicale à tout jamais, comme sur une base inébranlable, en l'appuyant à la fois sur tous les éléments de l'homme vivant, sur tous les attributs de la maladie, sur toutes les modifications exprimées par les malades, selon le génie propre à la médecine.

Mais ne serait-il pas utile et indispensable de s'imposer l'obligation de s'astreindre, dans cette recherche aussi difficile que délicate, à la méthode expérimentale la plus rigoureuse ; de procéder toujours du connu à l'inconnu, de ce qu'on voit avec l'œil du corps à ce qu'on découvre avec celui de l'esprit et à l'aide du raisonnement, et de ne dépasser jamais les règles d'une observation médicalement instituée ?

Pour y arriver, la meilleure condition, d'après l'idée de mes Maîtres, c'est de rejeter toutes les définitions dogmatiques existantes, dont le sens est généralement ou trop vague ou trop restreint et le plus souvent incomplet, et de préférer ensuite, au moins momentanément, une définition qui, tout en embrassant les données multiples du problème sous un seul regard, et en s'appliquant à toutes les espèces pathologiques dont l'observation clinique a constaté l'existence, ne préjuge rien sur la théorie des maladies. Ou bien, ce serait de se borner, pour définir le diagnostic, à l'étymologie grammaticale pure et exacte du mot, et de l'approprier à la science médicale.

Ne pourrait-on pas se contenter de dire, avec le professeur Chomel :

« Le diagnostic est cette partie de la pathologie qui a pour objet la distinction des maladies. Distinguer une maladie, c'est la reconnaître toutes les fois qu'elle existe, quelle que soit la forme sous laquelle elle se présente ; c'est constater aussi qu'elle n'existe pas toutes les fois que d'autres maladies se montrent avec des symptômes qui ressemblent aux siens [1] » ?

Ou répéter avec Hufeland, un des meilleurs praticiens de l'époque :

« Connaître une maladie est la première de toutes les conditions pour la guérir. Mais qu'entend-on par là ? Ce n'est point savoir seulement le nom que porte cette maladie ; ce n'est pas non plus uniquement en saisir les phénomènes apparents, puisqu'on n'arriverait de cette manière qu'à une méthode curative superficielle, symptomatique : c'est donc connaître l'état morbide intérieur auquel se rattachent les phénomènes visibles, et qui seul peut être l'objet d'un traitement radical.

---

[1] Chomel, Éléments de pathol. gén., 4e édit. chap. XVI, pag. 410.

Voilà l'idée qu'on doit se faire du diagnostic pratique,
de celui qui embrasse non-seulement la connaissance
de la maladie, mais encore celle du malade; de celui
qui est, par conséquent, l'objet de la guérison [1] » ?

Ou imiter M. le docteur Raciborski qui, après avoir
pris pour épigraphe de son ouvrage la devise de Bichat,
définit le diagnostic :

« La résolution des problèmes que présente la personne dont le médecin est appelé à constater l'état,
état d'après lequel il doit agir [2] » ?

La meilleure méthode ne serait-elle pas de l'envi-
sager dans toute sa généralité, et de dire avec l'un des
cliniciens de l'Hôtel-Dieu, M. le professeur Dupré :

« C'est l'art de connaître les maladies et de les distinguer les unes des autres ; c'est ce qu'il importe de
constater pour être utile au malade » ?

L'étymologie grecque du mot διάγνοσις, *discernement* (διά, *entre, à travers*, et γινώσκω, *je connais*),
a cette signification et n'en a pas d'autre. Les Latins
ont conservé la même valeur à leur *diagnosis,* ni plus
ni moins, et j'avoue que je ne vois pas pourquoi nous
changerions quelque chose à notre mot de *diagnostic.*

---

[1] Hufeland, Manuel de méd. prat, *Prolégomènes*, pag. 6.
[2] Raciborski, Traité pratique et raisonné du diagnostic,
pag. 2.

Ce qui devrait nous rendre très-circonspects à ce propos, c'est que toutes les fois qu'on s'est laissé aller à des interprétations systématiques, on est tombé dans des erreurs plus ou moins graves, aussi funestes à la science qu'à l'art [1].

Ceci posé, non-seulement pour la pathologie, mais pour toutes les sciences, chacun reprend le diagnostic dans son vrai sens, et l'assortit à la science dont il s'occupe plus spécialement.

Dans les sciences qui traitent des phénomènes qui se passent au contact des corps, en tant que ces phénomènes amènent un changement complet dans la constitution de ces corps, les combinaisons et les décompositions étant toujours du domaine de la physique, on connaît parfaitement les objets par les propriétés générales qui les caractérisent, et le diagnostic se compose exclusivement du signalement de chaque corps, signalement d'après lequel il est possible de le retrouver ensuite dans toutes les circonstances.

Il en est ainsi de la physique et de la chimie, travaillant constamment sur le même terrain, et dont l'étude doit avoir lieu simultanément.

L'histoire naturelle se résout toujours en des objets spécifiques et en un catalogue graphique des

[1] Leçons orales de M. le professeur Jaumes, 1857.

êtres. La méthode y est proprement le rapprochement des choses semblables et l'écartement des choses dissemblables, d'après leur taille, leur grandeur, leur utilité relative, leur organisation, et elle est fondée surtout sur la constance des rapports, alors même que la raison de ces rapports est inconnue. Ainsi, par exemple, tous les animaux ruminants ont le pied fourchu ; tous les animaux qui ont des cornes ruminent, etc. Voilà des rapports constants, et, du moment qu'ils sont constants, on les emploie avec confiance dans la méthode.

Le diagnostic n'est donc autre chose que le fait de l'organisation elle-même. Linnée l'étendit aux espèces, alors qu'il existait déjà pour les classes, et fonda sa nomenclature. Cuvier en fit le principe rationnel de la distribution du règne animal, et présenta ainsi la zoologie dans tout son ensemble.

Des médecins, frappés des progrès de l'histoire naturelle, envièrent aux naturalistes leurs classifications nettes et précises et leur diagnostic positif. Pourquoi, dirent-ils, n'imiterions-nous pas leurs méthodes ? Pourquoi les maladies ne se classeraient-elles pas comme les minéraux, les plantes et les animaux ? Pourquoi ne se distingueraient-elles pas au moyen de caractères constants ? De là, les nosologies dont le

génie de Sauvages fut l'inventeur : *Symptomata*, dit-il,
*se habent ad morbos ut folia et fulcra ad plantas.*
De là, les efforts multipliés de Cullen, de Sagar, de
Vogel, de Selle, etc., pour distribuer toutes les maladies en classes, ordres, genres et espèces [1]. Le
résultat de ces derniers a été des classifications arbitraires et forcées, une extrême surcharge des tableaux,
des affections symptomatiques prises pour des maladies
primitives, une multiplication excessive des unes et
des autres.

« Quoique n'ayant pas donné un résultat complètement satisfaisant, dit M. Alquié, Sauvages comprit
que l'on doit classer d'abord les maladies selon leurs
grandes différences symptomatiques ; distinguer ensuite
les espèces selon les circonstances plus ou moins
essentielles, quelquefois selon les causes quand elles
sont connues, presque toujours d'après l'indication
majeure ou secondaire. On le voit, dit Bérard, Sauvages a entrevu, sous certains rapports, la méthode
analytique et élémentaire que Barthez développa
plus tard [2] ».

Au problème médical posé dans les termes suivants

[1] *Voir* la Doctrine médicale de Montpellier, par M. le
professeur Alquié, pag. 287.
[2] *Ibid*, pag. 288.

par un médecin du commencement du dernier siècle :
*Une maladie étant donnée, trouver le remède?* Pinel
avait opposé cette autre formule, plus modeste sans
doute, mais tout aussi difficile à résoudre : *Une ma-*
*ladie étant donnée, déterminer le rang qu'elle doit*
*occuper dans un tableau nosologique ?*

Les dispositions pathologiques, établies sur une
pareille base, excitèrent une espèce d'enthousiasme,
et un moment on ne vit presque partout dans le
monde médical, que des gens empressés à rattacher
à un cadre nosologique quelconque, les maladies qu'ils
avaient à traiter. La maladie classée, on avait le
diagnostic, on possédait le plus difficile et le plus
important, et le traitement devait couler comme de
source !

On ne tarda pas à s'apercevoir qu'on s'était engagé
dans une fausse voie, dans une impasse, et que le
meilleur moyen à prendre était de s'occuper à s'en
dégager le plus promptement possible.

Le génie de la médecine aurait prévenu cet écart
dans le diagnostic, comme sur tant d'autres points.
En effet, quelle n'est pas la différence qui la sépare
des autres sciences !

Tout est inflexible dans les mathématiques; tout est
constant et invariable dans les caractères assignés par

les naturalistes aux minéraux, aux plantes et aux animaux ; ce sont toujours des angles, des pans, des facettes ; ou des feuilles, des fleurs de telle ou telle forme ; ou des dents, des griffes, etc., avec une conformation et un aspect individuels toujours les mêmes ; tout est direct, nécessaire, dans les sciences physiques ; la cause y renferme la raison de l'effet, et l'on peut aller aisément, et sans crainte d'erreur, de l'une à l'autre. Il n'en est pas de même en médecine. Ici les causes sont seulement contingentes et sans relations forcées ; un effet résulte toujours de la combinaison des causes, dont les rapports entre elles varient dans tous les degrés et qu'on ne peut jamais soumettre au calcul ; il n'y a pas de caractères indispensables, et pas plus de relations nécessaires entre les symptômes et les maladies qu'entre les causes et les maladies. Les maladies sont sujettes à d'infinies variétés, selon l'état des forces, les modifications de l'organisme, les conditions individuelles et extérieures, selon la manière dont chacun répond aux impressions de tout ordre, etc.

Il n'est pas logique de comparer des choses aussi disparates, d'étudier les unes comme les autres, de suivre la même méthode dans le diagnostic de celles-ci et de celles-là !

« Voyez, dit Frédéric Bérard[1] , combien se sont
égarés les nosographes qui sont partis de l'idée essentiellement erronée, que les maladies étaient analogues
à des objets d'histoire naturelle, et qu'elles devaient
être déterminées par le groupe positif des mêmes
symptômes. » Nous pourrions donner pour exemple de
ce genre d'erreur fondamentale, toute la nosographie
de Pinel, et surtout, ce qui concerne les fièvres
en général, notamment les fièvres adynamiques et
ataxiques, les inflammations aiguës, et principalement
les inflammations chroniques.

On a donné au problème une simplicité factice, qui
ne fournit que les solutions les plus trompeuses, et on
a ainsi privé la science des ressources naturelles de ce
calcul habile et souple qui se sert avec liberté de
toutes les données du diagnostic, et peut leur mériter
une véritable valeur à l'aide de la puissance d'une observation délicate et d'une logique profonde.

Cette même erreur se fait remarquer dans les travaux
des médecins qui se sont servis de l'anatomie pathologique pour la détermination du diagnostic des maladies,
comme M. le professeur Ribes a eu soin de le signaler.
Ils ont écarté cette loi, aussi importante dans ses

[1] F. Bérard, Discours sur le génie de la médecine et son
mode d'enseignement; Montpellier, 1830, pag. 30.

applications qu'évidente dans sa vérité même : qu'il n'existe pas de rapport, toujours proportionné, entre les lésions cadavériques et le trouble des fonctions, du moins dans le même sens que la chose est vraie en physique, et dans le sens dans lequel ils ont pris la chose en pathologie. Aussi, que de contradictions ! La science du diagnostic des maladies, telle qu'ils la présentent, est d'une incertitude désespérante, parce qu'ils ont voulu lui donner une certitude qui lui est refusée par la nature même de l'objet ; et leurs descriptions de maladies ressemblent à des tableaux de fantaisie. On ouvrirait des cadavres pendant mille ans, qu'on ne terminerait pas les discussions qu'il y a entre eux. Les uns rapportent la folie à une lésion du cerveau et de ses méninges, les autres à une altération des viscères abdominaux, et Pinel a pu avancer que les difformités les plus considérables de la tête ne sont pour rien dans l'idiotisme.

Ce ne sont pas les personnes qui font jouer à l'étude des lésions organiques un rôle qu'elle ne peut tenir, qui comprennent le mieux son utilité ; mais bien au contraire les médecins qui, armés de la logique, distinguent, avec l'éminent professeur que je viens de citer, les cas où le problème peut être résolu par les données de l'anatomie pathologique, de ceux où il ne

peut l'être qu'en partie ; de ceux où nous n'avons aucun
moyen d'arriver par elle à ce but ; des cas, enfin, où
les renseignements qu'elle donne ne causeraient que
des méprises, si l'on s'obstinait à les écouter.

Pour trouver la véritable signification du diagnostic
médical, pour approprier le diagnostic général à la
science médicale et au vrai signalement des maladies,
en ce qui intéresse le médecin-praticien, il faut se
placer dans le génie de la médecine ou dans les lois
spéciales de la vitalité et de l'organisme vivant. Hors
de là, pas de diagnostic méthodique, régulier et
complet, mais seulement incertitude et déception, s'il
m'est permis de m'exprimer ainsi ; je dirai plus : Il n'y
a pas même de médecine ; comme hors des lois physiques ou chimiques, il n'y a point de physique ni de
chimie ; comme hors des lois qui régissent la moralité,
il n'y a point de morale ; comme hors des lois des
conditions d'existence du corps social, il n'y a point de
politique. L'esprit humain, ajoute Fréd. Bérard, ne
devine pas les sciences les unes par les autres ; il les
reçoit toutes faites de l'observation directe et de la
contemplation des choses matérielles ou immatérielles
qui en sont les objets spéciaux.

Si le diagnostic médical est la découverte de l'expression réelle de la maladie en soi et chez tel malade

déterminé, la possession intellectuelle complète d'un fait morbide quelconque, de la chose telle et quelle, dans tous ses attributs, il devient l'opération la plus importante de la médecine-pratique. Et, comme la médecine me paraît, sans contredit, celle de toutes les sciences humaines qui est la plus vaste et la plus complexe, le diagnostic des objets qui entrent dans sa constitution doit être le plus difficile et le plus laborieux de celui de toutes les autres sciences, en même temps que les conditions de l'art auquel ses déterminations conduisent, exigent qu'il soit le plus net, le plus franc de tous : c'est là le but, le caractère et la gloire de la médecine-pratique.

Or, ce n'est pas par des définitions de nom ou de phénomènes, par la place nosologique d'une maladie, par telle ou telle circonstance isolée de son existence, qu'on arrivera à un résultat de cette nature ; mais seulement, par la connaissance approfondie du fait morbide dans toute son intégrité, à la fois dans son mode synthétique et dans ses détails, dans sa signification commune et dans sa valeur spéciale, dans son état présent, et dans tout ce qui se rapporte à son origine, à son développement et à sa fin.

M. le professeur Dupré donne le nom de *suprême* à ce diagnostic, qui est l'idée la plus décidée que l'on puisse avoir de la maladie, et qui embrasse l'histoire du passé, la connaissance du présent et la prévision de l'avenir. Il appelle *intermédiaire* le diagnostic de Galien, borné à la connaissance du moment actuel, ἡ τῶν ἐνεστώτων [1].

Ainsi considéré, le diagnostic médical est la source suffisante de l'évènement pathologique et thérapeutique qu'il importe au médecin de connaître, et l'on peut lui appliquer ce que M. le professeur Golfin dit de l'opportunité thérapeutique, de ses difficultés, et des exigences qu'il faut remplir pour l'accomplissement de cette œuvre.

Le diagnostic, dans sa totalité, comme l'opportunité thérapeutique, renferme la détermination sûre des objets suivants :

1° Le nombre, la qualité et la durée de l'action des agents modificateurs, ou les causes qui préparent, déterminent ou entretiennent les maladies, c'est-à-dire le *diagnostic étiologique* ;

2° Le nombre, la variété, le degré d'intensité des symptômes qui composent la physionomie morbide, ou les désordres fonctionnels et les altérations ou

[1] Apprécier la valeur respective des sources du diagnostic médical, et déterminer les circonstances qui le rendent difficile ou incertain. (*Thèse de concours*, 1848, p. 5.)

dégénérations des tissus, c'est-à-dire l'acte morbide,
ou le *diagnostic nominal, physiographique ou nosologique;*

3° La série des divers genres de rapports qui,
fixant la valeur des symptômes, révèlent les lésions
des forces vitales et organiques qui constituent les
affections élémentaires, c'est-à-dire l'appréciation de
la nature de l'affection, ou le *diagnostic de l'état
morbide ou affectionnel;*

4° Le degré juste et précis de la réaction vitale et
organique pour mesurer rigoureusement les proportions de sa puissance, afin de pouvoir signaler avec
facilité la présence de l'opportunité thérapeutique :
c'est le *diagnostic de la Force médicatrice;*

5° La gravité des symptômes, le danger dont ils
menacent, le degré de leur urgence pour l'action thérapeutique : c'est le *diagnostic de l'opportunité thérapeutique;*

6° Enfin, la connaissance des diverses méthodes
générales de traitement pour remplir les indications,
soit rationnelles, soit empiriques : c'est le *diagnostic
de la thérapeutique rationnelle ou empirique* [1].

[1] De l'occasion et de l'opportunité en matière de thérapeutique; Montpellier, 1839, pp. 82 et 83.

Cet aperçu sommaire des divers sujets, ou des diagnostics particuliers, sur lesquels roule intégralement l'œuvre du diagnostic médical légitime, met en évidence toutes les conditions du problème, et nous sert de transition pour aborder l'examen rapide des moyens et des sources qui sont en sa possession.

## CHAPITRE TROISIÈME.

### Des sources du Diagnostic.

> On trouve le métal précieux au milieu du
> sable : il s'agit de l'en extraire.

Je viens d'exposer ce qu'on devait entendre par le diagnostic médical, la nécessité et l'importance de ce problème en théorie et en pratique. Voyons actuellement quelles sont ses sources.

Le mot *source*, pris ici au figuré, signifie le principe, l'élément, le point d'où quelque chose procède. Étudier les sources du diagnostic, équivaut à passer en revue les principes fondamentaux, les éléments essentiels d'où il dérive.

Quelles sont les sources du diagnostic médical ?

La sphère du diagnostic étant circonscrite dans la caractérisation du fait morbide, et dans celle du sujet qui s'offre à l'observation comme en étant porteur, ou, en réunissant ces deux points de vue, dans la connaissance de la maladie chez un malade donné ; il est facile de comprendre, à première vue, que ces sources doivent se trouver principalement dans tout ce qui a rapport à la maladie et à l'individu malade, soit d'une manière prochaine, soit d'une manière éloignée, et aussi, dans les innombrables modificateurs qui se réunissent, se compliquent, agissent séparément ou simultanément, de concert ou contradictoirement, et peuvent ainsi établir des combinaisons infinies.

On voit donc que dans toute maladie qui est l'objet du diagnostic, il y a toujours à distinguer : le fait morbide en lui-même ; les modifications, les allures, les changements que ce fait peut éprouver par les différentes influences venant du malade ou du dehors, du régime et des agents thérapeutiques employés.

Les anciens avaient fort bien reconnu, de très-bonne heure, toute la signification que l'on devait attacher à cette pluralité des éléments diagnostiques, eu égard au discernement des maladies. Hippocrate en avait tenu un grand compte, ainsi qu'il est facile d'en juger par le passage suivant :

« *Quænam in his, quæ ad morbos spectant, dignotio facienda sit, facilè discemus, ex communi omnium et cujusque propriâ naturâ, ex morbo et ægroto, ex his quæ offeruntur, et eo qui offert. Nam et ex his melius vel gravius se habent. Præterea ex universali ac particulari aeris conditione, et regionis cujusque, ex consuetudine, victûs ratione, vitæ genere, ex cujusque ætate, ægri sermonibus, moribus, silentio, imaginationibus, somnis, vigiliis, ex insomniis, quæ, qualia, et quandò obveniant, videndum est, vellicationibus, pruritibus, lacrymis, ex accessionibus, dejectionibus, urinis, sputis, vomitionibus. Videndæ sunt etiam, quæcumque fiunt morborum vicissitudines et ex quibus, in quos succedant, et quinam abcessus perniciem, aut solutionem portendant. Sed et sudor, rigor, perfrictio, tussis, sternutationes, singultus, spiritus, eructationes, flatus silentes, strepitum cientes, sanguinis eruptiones, ora venarum ex ano sanguinem fundere solita, Græci hæmorrhoïdas dicunt. Atque ex his, quæ per hæc contingunt, consideranda sunt* [1]. »

[1] *Epidemicorum S. De morbis popularibus, lib. I, cap. IV;* trad. latine de Foës.

La traduction française par De Mercy dit « qu'on ne parvient à connaître les maladies qu'en étudiant bien leur nature propre et celle de leurs espèces et variétés, par l'observation de la maladie et de l'état du malade, ainsi que des choses qu'il prend et de ceux qui les donnent ; car les maladies deviennent ainsi plus graves ou plus supportables. Nous puisons encore cette connaissance dans l'ensemble de la constitution de l'air et des différentes parties du ciel ; dans chaque contrée ; dans les habitudes, le régime, le genre de vie, l'âge du malade, ses discours, ses mœurs, son silence, ses idées, son sommeil ou ses insomnies, ses rêves ; les picotements et prurits qu'il ressent ; ses larmes ; les exacerbations, les déjections, les urines, les crachats, le vomissement. Dans les maladies, il convient aussi d'observer comment elles se succèdent, quels sont les abcès critiques et ceux qui sont mortels ; les sueurs, le froid, les frissons, la toux, l'éternuement, le hoquet, la respiration, les vents rendus par haut ou par bas, avec ou sans bruit, les hémorrhagies et les hémorrhoïdes, ce qui vient à la suite de tous ces divers symptômes [1]. »

M. le professeur Dupré réduit les sources principales à trois chefs, qui se tirent : le premier, de la

---

[1] *Epid.*, avec le texte grec, sect. III, pag. 128.

connaissance de tout ce qui se rapporte au mode de production du fait, ou de l'examen des causes ; le second, de celle de tout ce qui se rattache à sa manifestation, ou de l'examen des symptômes ; le troisième, de celle de tout ce qui a trait au mode de solution , spontanée ou provoquée , ou de l'appréciation par la thérapeutique. Il recherche dans l'étude de la cause l'intelligence philosophique de la chose ; dans celle de l'acte, la manifestation de la forme ; et l'étude des tendances, bonnes ou mauvaises, destructives ou conservatrices, fixe l'action ou l'abstention et l'opportunité thérapeutique [1].

Reprenons séparément chacun de ces trois éléments fondamentaux, avec le soin que réclament des objets qui touchent de si près à l'histoire complète des maladies.

## § Ier.

La recherche des causes est d'un immense intérêt pour le diagnostic , mais elle est hérissée de difficultés.

« Les causes, dit Fernel, sont ordinairement liées d'une manière si étroite avec le diagnostic des maladies, qu'il est très-souvent presque impossible d'obtenir la compréhension parfaite de celles-ci, sans la

[1] M. Dupré, Thèse citée , pag. 14.

connaissance de celles-là. » Zimmermann ajoute que « le médecin qui n'est pas capable de saisir le rapport des causes avec les maladies, n'est pas capable de les guérir [1]. »

Sans approfondir les différentes théories de la causalité, que notre jeunesse dans la science nous aurait empêché de débrouiller convenablement, constatons : 1° des causes extérieures, manifestes et éloignées ; 2° des causes intérieures, cachées ou prochaines : les unes, qui font partie de l'histoire naturelle de la maladie qu'elles complètent ; les autres, qui se rattachent à leur théorie et paraissent même la constituer. Constatons, en outre, que l'étude des causes grandit d'autant plus que l'on s'applique à considérer la maladie comme *un acte de l'organisme vivant,* et non comme un simple évènement accidentel.

Quant à leur division, sous quelque point de vue qu'on envisage les causes, la meilleure est encore celle qui admettait deux grandes classes : celles qui sont extérieures à l'individu , qui sont représentées par tout ce qui l'environne et qui agit sur lui, ou modificateurs externes ; celles qui sont inhérentes à l'individu , tirées du sujet malade, agissant comme modificateurs intérieurs, ou causes internes.

[1] Zimmermann, Traité de l'expérience, T. II, pag. 137.

On peut les subdiviser ensuite en causes prédispo-
santes, causes occasionnelles et causes efficientes.

Ceci est utile pour les commodités de l'étude ; car,
dans la pratique, elles doivent se combiner et même
se confondre très-fréquemment. Il en est des phénomènes de la maladie comme de ceux de la vie ; il sont
les uns sur les autres une influence réciproque, et
l'on peut dire, suivant la magnifique expression du
Vieillard de Cos : Tout concourt, tout conspire, tout
consent dans l'économie vivante. *Consensus unus,
conspiratio una, consentientia omnia.*

Il y a donc à considérer le sujet lui-même, et les
circonstances qui sont en dehors de lui, communes ou
particulières.

*A*. Les sources de diagnostic fournies par l'individu
malade se rapportent aux prédispositions, aux tempé-
raments, à la constitution, à l'idiosyncrasie, aux diathèses, à l'hérédité, aux révolutions des âges, au sexe,
aux habitudes physiques, morales et intellectuelles.

La prédisposition est une aptitude du système
vivant qui le rend plus ou moins enclin à ressentir
certaines maladies, des maladies d'un certain ordre,
ou à réagir de telle ou telle manière, à manifester
tels actes ou à les produire de telle façon. C'est assez
dire la valeur d'un pareil état déterminé, relativement

au diagnostic des maladies et au jugement que l'on doit en porter.

Une prédisposition étant connue chez un sujet malade, le diagnostic acquiert toute la certitude désirable, se spécialise, et le traitement y trouve un point d'appui solide. On peut aussi fonder sur cette connaissance un diagnostic anticipé, et en déduire des indications prophylactiques correspondantes.

Le tempérament, caractérisé par la prédominance d'un appareil, d'un système d'organes, d'une humeur, par un ensemble d'affections constantes, exerce une grande influence sur les maladies, et le médecin ne doit jamais le perdre de vue, s'il veut avoir des idées nettes sur leur manière d'être, et se mettre en mesure de les combattre efficacement. Prenons un exemple : Un malade se présente avec une fluxion de poitrine; vous constatez le siége, l'étendue de la lésion, le degré où elle est parvenue; tout converge, en un mot, pour que le diagnostic local soit empreint de la plus grande exactitude, et que nul doute sur le genre de maladie ne se révèle dans l'esprit du praticien. Mais le diagnostic médical ne sera-t-il pas modifié selon que l'individu qui s'offre à nous est pléthorique, bilieux, lymphatique, ou d'une irritabilité nerveuse excessive? La preuve que le diagnostic général n'est pas le même dans un cas et dans l'autre, c'est que l'on se gardera bien d'y appliquer le même traitement. N'en avons-nous pas tous les jours des exemples dans nos salles de l'Hôtel-Dieu ?

Il est juste d'en dire autant de la constitution, ou du mode, soit originel, soit acquis, suivant lequel les éléments de l'organisme vivant se sont établis. Avec une bonne et forte constitution, les ressources ne manquent pas à la nature pour mener les maladies à bon port ; mais on a à craindre au début l'oppression des forces. Une constitution faible expose, au contraire, à la résolution des forces. Cette distinction est capitale en diagnostic. Une constitution mauvaise, vicieuse, altérée, opère avec incertitude, réagit en désordre, et on reste quelquefois dans la plus cruelle perplexité jusqu'à la solution de la maladie, sans savoir sur quoi se fixer, et n'ayant d'autre ressource que de se livrer à l'expectative.

L'idiosyncrasie, qui, suivant M. le professeur Lordat, n'est qu'une bizarrerie, un mode d'être excentrique dans le tempérament attribué à un individu, a beaucoup d'importance en physiologie, en pathologie et en thérapeutique. On doit la tenir en sérieuse considération et en faire grand compte, attendu qu'elle influe puissamment sur le diagnostic et le traitement.

Les diathèses sont des modes affectionnels spécifiques que l'on doit chercher à reconnaître de bonne heure, si on veut en prévenir les maux. Une fois déclarées, le diagnostic pourra en devenir très-facile, mais ce sera le plus souvent pour constater l'impuissance de l'art : heureux quand il nous deviendra possible de les retarder dans leur marche, d'en arrêter les progrès et de soulager les malades ! On peut enlever par l'instrument tranchant une tumeur cancéreuse, ou détruire par le feu un ulcère carcinomateux ; mais guérira-t-on, à l'aide de ces agents extrêmes, ces vices dont l'économie est imprégnée ? Il est bon cependant d'en saisir la portée, ne serait-ce que pour la responsabilité du praticien vis-à-vis du monde. Comme expression de l'état de l'individu au moment où il est atteint d'une maladie quelconque, il est utile de s'y arrêter ; car elles peuvent imprimer des différences à cette maladie, de façon à modifier le traitement avec avantage. Traitera-t-on une inflammation en général de la même manière chez un sujet sain que chez un rhumatisant, un goutteux, ou une personne qui est sous l'influence d'une diathèse syphilitique, herpétique, etc. ? Évidemment non. C'est pourquoi on a dit et répété avec raison qu'on ne traite pas des maladies absolument, mais des malades, et que chacun souffre à sa manière.

Personne ne met en doute aujourd'hui l'enseignement diagnostique qui résulte de la transmission héréditaire de certaines maladies, ou de la prédisposition originelle à des maladies qui n'éclatent qu'à certaines époques de la vie, ou sous l'influence de circonstances propres à en favoriser la manifestation.

Chaque âge n'a-t-il pas son caractère propre, auquel se rattachent des maladies, des prédispositions maladives et des genres de mort? Les maladies qui peuvent surgir indifféremment pendant toute la durée de la vie, n'ont-elles pas, selon les âges, des allures particulières, des manifestations propres, des tendances diverses? D'où il suit que la science du diagnostic ne saurait se passer, sans inconvénient, de la connaissance de ces rapports différents d'activité. Si l'on ne modifiait pas la notion du diagnostic par la considération de l'âge, combien d'enfants, combien de vieillards qui succomberaient sous l'action trop énergique d'un traitement qui ne saurait leur convenir !

Le sexe constitue un élément important de diagnostic, à partir des approches de la puberté, et une grande influence pathologique est exercée chez la femme, tant par la vie sexuelle et ses fonctions, la menstruation, la grossesse, la parturition, la lactation, que par la cessation de ces mêmes fonctions. L'utérus y est toujours pour quelque chose dans ces maladies, tantôt comme *pars mandans*, tantôt comme *pars recipiens*. Néanmoins, il faut faire, je crois, quelques restrictions à cet ancien adage : *Propter solum uterum, mulier id est quod est*, et voir plutôt le sexe dans l'ensemble de ses forces vitales, dans sa constitution délicate et lâche, éminemment sensible et excitable, mobile à l'extrême.

Les habitudes, le genre de vie, les habillements, la nature des occupations selon qu'elles exercent davantage l'esprit ou le corps, l'histoire morbide antérieure, les crises ordinaires, l'usage de certains médicaments, etc., serviront encore à caractériser le malade, et tout cela doit rentrer nécessairement dans la série d'investigations entreprises pour éclairer le diagnostic et la thérapeutique.

*B.* L'influence du milieu ambiant ou des causes cosmiques sur l'homme, celle non moins grande qu'elles exercent sur la préparation, la formation, le développement, le caractère des maladies, est tellement significative, qu'il suffit de l'enregistrer pour en déduire immédiatement l'utilité dans l'établissement d'un bon diagnostic.

Les maladies des pays froids et des contrées chaudes, des continents et du littoral de la mer, des montagnes et des plaines, des lieux secs et humides, ne se ressemblent pas plus entre elles que leurs habitants les uns vis-à-vis des autres.

La même observation a été faite par tous les praticiens, au point de vue du diagnostic pathologique et thérapeutique, pour les saisons, pour les constitutions annuelles et stationnaires, pour les constitutions endémiques et épidémiques, etc.

Je terminerai ce qui a rapport à l'étude de l'étiologie dans ses applications au diagnostic des maladies, par ces considérations [1] :

1º Que, dans les causes, il en est d'internes et d'externes, qui ont des effets qui leur sont propres et exclusifs, de telle sorte que, par la connaissance de la cause, on peut déterminer l'effet. Tels les virus contagieux de la syphilis, de la variole, de la morve, de la rage, de la gale, de certaines fièvres ; tels les agents traumatiques.

2º Que certaines maladies se distinguent très-bien par leurs causes, comme les affections qui sont le résultat des poisons, des gaz délétères, des foyers d'infection, etc.

5º Que les maladies qui se rattachent à des affections diathésiques profondément enracinées, et celles

---

[1] Leçons orales de M. le professeur Jaumes.

qui dérivent essentiellement du tempérament consti-
tutionnel de l'individu, peuvent être rangées dans la
même classe.

4° Au contraire, les causes générales et communes
fournissent beaucoup moins de données , étant très-
variées, ne produisant pas les mêmes résultats, ou
même des effets très-différents sur les divers individus,
ou même donnant lieu à des effets analogues ou équi-
valents, alors qu'elles sont très-dissemblables.

Celles-ci ont des rapports superficiels et accidentels
avec les affections, tandis que celles-là en déterminent
véritablement la nature.

Tantôt tout se réduit à des effets immédiats et primitifs de leur action; tantôt elles n'agissent qu'en intro-
duisant dans l'organisme une modification dont la
maladie n'est que le dernier développement, et il faut
alors considérer surtout leurs effets secondaires éloignés
et durables.

5° Souvent les véritables causes des maladies sont
cachées , difficiles à reconnaître , et on est obligé de
remonter très-loin avant l'apparition de la maladie ,
sans s'arrêter aux causes occasionnelles.

6° Toujours, à l'exception des agents spécifiques ,
pour tirer le plus grand parti des causes, il faut s'attacher à leur durée, à leur concours et à leur intensité

positive, plus qu'à leur prédominance apparente et à leur rapprochement de la maladie.

## § II.

La science du diagnostic ne peut pas se passer de l'étude des symptômes ou des phénomènes qui se manifestent pendant l'évolution des maladies, et cette étude remonte aux premiers âges de la médecine. On comprend, en effet, qu'à peine avoir observé quelques malades, on dut être frappé des ressemblances et des dissemblances offertes par les individus souffrants, et l'art s'appliqua à distinguer les phénomènes morbides, comme la chose qui devait lui importer le plus pour la connaissance des maladies.

Lorsque Sauvages parut, on était embarrassé des richesses acquises en ce genre ; il y avait beaucoup de doubles emplois : des maladies différentes avaient les mêmes symptômes ; des symptômes différents étaient accordés à des états pathologiques identiques ; des espèces opposées de maladies ne se distinguaient que par des nuances légères ; les formes étaient confondues avec les complications, et on se trompait fort souvent.

L'illustre professeur rendit un service signalé par son classement méthodique des maladies. Sa méthode fut ensuite perfectionnée par Cullen, Sagar et autres, et Pinel fondit ensemble toutes ces améliorations dans sa *Nosographie philosophique*. Malheureusement, ces classifications étaient arbitraires, et il y eut abus, en ce sens qu'on crut pouvoir se contenter d'une description minutieuse des symptômes, jugeant les maladies comme une branche de l'histoire naturelle ; et, comme un abus en entraîne un autre inverse, on finit par leur retirer toute confiance.

Si on avait été juste envers eux, on aurait vu qu'il n'y avait qu'insuffisance, et on aurait senti le besoin de préciser leur valeur, de signaler les lumières qu'ils peuvent donner, leur évidence dans certains cas, leur obscurité dans d'autres, et les inconvénients qui en résultent quelquefois.

Telle que nous la possédons, la symptomatologie est inséparable du diagnostic, car elle est l'interprétation de la nature.

Les phénomènes qui résultent de l'état pathologique ; les effets, les changements survenus dans le corps vivant malade, qui s'éloignent plus ou moins de l'état naturel : voilà les symptômes. D'après la comparaison de Galien, ils suivraient la maladie comme l'ombre suit le corps : *sicut umbra sequitur corpus*[1].

On les a divisés en généraux et locaux, en primitifs

---

[1] Galien, *Lib. de symptomat. differentiis, cap. I.*

et consécutifs, en propres et communs, en patho-
gnomoniques, suffisants, univoques, vrais, certains,
essentiels, caractéristiques, en équivoques et insuffi-
sants, en épiphénomènes ou épigénomènes, lorsqu'ils
surviennent d'une manière imprévue dans le cours
d'une maladie, etc. Ces dénominations diverses indiquent leur valeur; on peut donc se dispenser d'y
insister.

Il est des symptômes que le malade seul perçoit,
dont il a la sensation, et qu'il traduit aux personnes
qui l'environnent et au médecin qui vient le visiter.
Le plus grand nombre de ces phénomènes, insépara-
bles de la maladie, peuvent facilement être constatés
par quiconque a des sens, lors même qu'il serait
étranger à la médecine. Quelques-uns ne révèlent leur
présence qu'aux personnes habituées à ce genre d'observation. Enfin, il en est qui exigent de la part de
l'observateur une éducation toute spéciale, pour pouvoir parvenir à les saisir seulement et être en état
d'en suivre les nuances.

Il m'est impossible d'énumérer ici tous les symptômes des maladies, et d'ailleurs ce serait sans profit;
les auteurs qui ont écrit *ex professo* sur le diagnostic
ne le tentent même pas. Hufeland se contente de
mettre sous les yeux les principaux et les plus impor-

tants. M. le professeur Dupré n'indique avec quelques détails que certaines divisions qui lui semblent devoir les comprendre tous. Il admet, dans ce but, les cinq classes suivantes :

1° Les symptômes fournis par l'attitude du malade ;

2° Les symptômes provenant de l'altération des qualités physiques des solides, de celle des qualités physiques, chimiques et micrographiques des liquides, de celle des qualités acoustiques des uns et des autres ;

3° Les symptômes produits par l'altération des fonctions vitales, naturelles, instinctives, animales, sensitives et motrices ;

4° Les symptômes qui résultent de l'altération des évacuations normales ;

5° Les symptômes qui découlent de l'existence d'évacuations anormales.

Je m'empresse toutefois de reconnaître que le médecin le plus apte à bien juger les maladies est celui qui possède la séméïotique la plus étendue. C'est le moyen de résoudre un plus grand nombre de problèmes ; et celui-là fait un diagnostic plus précis, qui pénètre plus profondément dans la maladie, et qui sait l'embrasser jusque dans ses plus minces détails. Il n'y a rien à dédaigner en médecine-pratique, et quelquefois les symptômes les plus indifférents en apparence sont ceux qui indiquent le mieux et qui trahissent l'indication fondamentale.

Après avoir recueilli le plus grand nombre possible de symptômes, le médecin les soumet à un travail intellectuel, et il en forme les signes diagnostiques à l'aide desquels il peut reconnaître la véritable signification de la maladie : c'est une induction d'après les faits observés sur ce qui n'est pas connu. « On comprend sous le nom de *signes diagnostiques*, dit le professeur Chomel, toutes les circonstances propres à éclairer sur le genre et l'espèce d'une maladie [1]. »

La différence qui existe entre les symptômes et les signes est surtout rendue manifeste par cette ingénieuse comparaison de Double, de l'excellent livre duquel on peut dire sans crainte :

*Nocturnâ versate manu, versate diurnâ.*

« Je comparerais volontiers, dit-il, les effets isolés d'une maladie, les symptômes qui la constituent, tels que tout le monde peut les saisir et les apercevoir, aux lettres de l'alphabet placées sous les yeux d'un homme qui les voit sans les assembler. Jusque là, elles n'ont aucune valeur, aucune signification ; mais lorsqu'on les assemble, lorsque l'on combine les voyelles avec les consonnes, on forme des syllabes,

[1] Ouvrage cité, p. 410.

dont la réunion elle-même constitue les mots, tout comme l'assemblage des mots, sous une certaine construction, forme des phrases, et celui des phrases, des discours. Il en est de même des symptômes : ce n'est qu'en les rapprochant, en les combinant de diverses manières, que l'on parvient à en déduire des signes propres eux-mêmes à nous dévoiler la nature de la maladie, les dangers auxquels elle est liée, et les espérances qu'elle permet de concevoir [1]. »

Le diagnostic par les symptômes, ou nosographique, peut donner quelquefois des signes pronostiques et thérapeutiques ; mais il a des limites qu'on n'enfreint jamais impunément ; il a aussi ses incertitudes et ses inconvénients, qui demandent l'emploi d'autres moyens adjuvants ou correctifs.

Il faut savoir que des maladies identiques ne se présentent pas toujours sous le même groupe de symptômes ; que les symptômes ne conservent pas invariablement la même proportion et la même harmonie entre eux ; qu'il peut en manquer plus ou moins, et des plus propres à caractériser une maladie ; que les maladies peuvent se montrer sous un masque d'emprunt.

[1] Double, Séméïologie générale ou traité des signes, etc., T. 1, p. 170.

On doit donc moins s'attacher à tel ou tel symptôme qu'à leur concours et à leur ensemble , moins à leur prédominance qu'à leur continuité , à leur liaison simultanée qu'à leur succession progressive , moins à leur forme extérieure qu'à leur connexion et à leur rapport avec l'indication , moins aux symptômes communs qu'à ceux qui partent immédiatement des organes malades, qui se rapprochent du siége de la lésion , ou qui tiennent à des communications sympathiques particulières, plus ou moins fortes, etc.

Si tous les signes tirés des symptômes n'ont pas la même valeur ; si plusieurs symptômes réunis ne donnent lieu qu'à des signes équivoques; si les symptômes manquent complètement, ce qui arrive assez rarement, on n'est pas pour cela sans aucun moyen de reconnaître la maladie , quoique les difficultés puissent être fort grandes; car les signes ne sont pas tous dans les symptômes , et ils peuvent avoir leur origine ailleurs. Dans ces cas , la connaissance du mode d'invasion de la maladie , du moment du début , de sa marche , de son type, etc. , peut fournir des signes plus ou moins positifs et conduire à la certitude médicale [1].

Quelquefois même la violence et la spécialité de

[1] Leçons orales inédites de M. Jaumes.

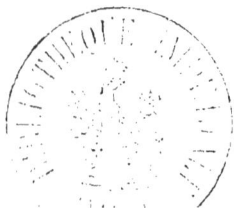

divers groupes de symptômes seraient capables d'in-
duire en erreur. Ainsi, par exemple, un médecin est
appelé auprès d'un malade pendant le paroxysme
d'une fièvre pernicieuse *soporeuse*, les symptômes qui
s'offrent alors à son observation, lui paraîtront d'abord
les signes d'une apoplexie ou de l'état comateux d'une
méningite; il ne songe même pas à la fièvre pernicieuse, à moins qu'elle ne soit endémique dans le
pays. Mais on met ce médecin au courant de l'invasion
de la maladie, de sa marche: il commence alors à
douter de la nature de l'affection, et bientôt une
nouvelle intermission ou un nouvel accès le fixeront
définitivement et d'une manière sûre.

La forme, le siége de la maladie, qui est le point
occupé dans le corps par celle-ci, le début, la marche
qui est ordinairement liée à la forme, la durée, les
mouvements critiques de la nature, les terminaisons,
et tout ce qui se rattache à la manifestation pathologique, sont tout autant de moyens qui doivent être
employés pour surmonter les difficultés du diagnostic,
pour éclairer, rectifier ou compléter l'expression des
symptômes pendant la vie, tant dans les maladies
aiguës que dans les affections chroniques.

Si parfois le diagnostic nosographique se dérobe
et reste insaisissable, l'on ne peut en tirer un sujet

de reproche, ni contre la science, ni contre le praticien : cette circonstance indique seulement les bornes de notre esprit et de l'art, et jamais médecin philosophe ne les a niées.

## § III.

Les lésions organiques peuvent être considérées comme faisant partie de la manifestation des maladies ; et, dans tous les cas, elles nous en montrent les traces matérielles. A ce compte, et par les renseignements que l'anatomie pathologique peut nous fournir sur la connaissance et la distinction des faits morbides, il nous importe de compléter leur histoire pendant la vie, à l'aide de l'ouverture de l'être humain après la mort ; non-seulement afin de déterminer l'organe malade, le caractère et le siége précis de la lésion, et rétrospectivement la nature de la maladie, mais encore, et surtout, dans l'intention d'éclairer le diagnostic des cas semblables qui peuvent se présenter dans l'avenir.

L'anatomie pathologique, comme collection de matériaux, a fait des progrès immenses depuis la fin du dernier siècle ; comme source de diagnostic et dans son esprit médical, elle est fort ancienne, quoiqu'elle ait été très-restreinte dans son exercice pendant bien long-temps.

Il est certain que, dès que les médecins, s'affranchissant d'une vénération superstitieuse, ont osé chercher dans le cadavre de l'homme quels sont les organes que les maladies affectent, et quelles fonctions remplissent ces organes, l'action des causes morbifiques a été mieux conçue, les phénomènes qu'elles produisent ont pris une signification un peu plus étendue, leur précision y a gagné. Des cas qui auraient pu nous paraître nuageux si jamais le scalpel n'eût mis à découvert les changements que les maladies opèrent dans le corps humain, devinrent moins obscurs. Il serait donc inutile, encore une fois, d'insister à prouver que les altérations organiques ont répandu un grand jour sur le diagnostic : chacun l'admet ; mais nous verrons avec quelles réserves, et combien elles sont fondées.

Laissons parler M. Lordat : « Ce n'est plus le moment, disait le vénérable professeur, de faire l'éloge de l'anatomie pathologique, et de proclamer ses avantages : personne ne les conteste. Aujourd'hui, le meilleur moyen de se rendre utile serait d'indiquer la philosophie qu'on doit apporter dans son étude [1]. »

[1] Partition de méd., leçons orales.

« Un pareil conseil , ajoute M. Alquié , ne pouvait rester sans réponse dans une École où la philosophie médicale trouve de si zélés défenseurs [1]. » Nulle part on ne le comprit mieux qu'au sein même de cette Faculté, et l'on peut dire en toute vérité que l'ouvrage de M. le professeur Ribes *sur l'anatomie pathologique considérée dans ses rapports avec la science des maladies,* est un des plus beaux rayons émanés de l'École de Montpellier.

« Il suffit de lire ce livre , dit encore M. Alquié [2], pour se convaincre de l'exagération des partisans du siége anatomique et local des lésions morbides , dont le système aurait la plus funeste influence sur l'étude et la pratique de notre art. Si le siége, et non le fond, formait la seule distinction des maladies, l'erreur de diagnostic serait peu fâcheuse ; elle ne porterait que sur le choix du lieu d'application , sur l'intensité ou la promptitude des moyens , du reste toujours les mêmes. Mais il est incontestable qu'il y a plusieurs maladies différentes par leur nature , et qui exigent des méthodes thérapeutiques essentiellement opposées par leur action. »

En résumé, nous ne pouvons pas négliger l'examen

[1] Ouvr. cité, pag. 168.
[2] *Ibid.,* pag. 169.

des organes, toutes les fois que le phénomène initial
des maladies réside dans une altération de mécanisme.
C'est l'anatomie pathologique qui nous apprend à
reconnaître les phénomènes opératifs dont le but est
le changement, la corruption, la destruction des solides,
l'altération des fluides. Elle nous sert beaucoup à distinguer toutes les maladies dites organiques. Elle nous
a permis de fixer le siége de certaines affections diathésiques, ou leurs tendances de prédilection vers telle
ou telle partie, ainsi que le mode d'altération spéciale
que chacune d'elles a l'habitude de provoquer. C'est
encore elle qui donne l'éveil sur les diverses formes
organiques de l'inflammation, sur une foule d'affections
méconnues durant la vie des malades ; qui a éclairé
le rôle de dérangements viscéraux dans plusieurs fièvres
graves et dans beaucoup de maladies chroniques.

« L'anatomie pathologique, dit Frédéric Bérard [1],
en s'associant à l'histoire des maladies, détruit ou jus-
tifie les calculs et les conjectures de celle-ci, et leur
donne une certitude qu'elle n'aurait pas acquise sans
elle, et qu'elle fait servir ensuite à ses observations
ultérieures, du vivant même des malades. Par elle, le
médecin, rattachant les symptômes aux lésions orga-

[1] De la philosophie de la médecine-pratique. (*Revue méd.*,
1824.)

niques, voit celles-ci par avance et de très-bonne heure, et peut établir quelquefois à temps les moyens propres à les arrêter dans leur marche fâcheuse. »

Les anatomo-pathologistes de ce temps ont voulu faire dépendre la vie de l'arrangement des tissus, du matériel des organes, et, par une conséquence logique de ce principe hypothétique, ils ont rapporté toutes les maladies, et la maladie en entier, dans la considération du siége, de la partie lésée, de l'altération organique. L'idée étant fausse, les applications à la médecine ont été funestes.

On est enfin revenu sur son compte ( et je l'ai déjà assez fait comprendre) à des sentiments plus justes, grâce aux efforts persévérants des médecins de Montpellier, où l'esprit médical n'a jamais fait défaut, pas plus que la véritable science de l'homme. Il est admis, aujourd'hui, que la lésion organique ne remonte pas ordinairement à l'origine de la maladie et n'en donne pas la cause première ; qu'elle est le plus souvent un des effets plus ou moins secondaires qui ont eu lieu dans son cours ; qu'elle n'appartient dans bien des cas qu'à ses derniers phénomènes. Si elle tient quelquefois à la nature même de la maladie, elle peut aussi n'en former qu'une partie secondaire ou un élément concomitant.

Les notions d'anatomie pathologique sont donc capables de fournir de grands secours au diagnostic, mais on sait désormais à quelles conditions.

## § IV.

Le diagnostic, conçu selon les règles, est la base des indications thérapeutiques. C'est dans ce sens général qu'Hippocrate a dit : *Qui ad cognoscendum sufficit, medicus ad sanandum etiam sufficit.* C'est la même pensée que Baglivi a exprimée par cette sentence : *Qui benè judicat, benè curat.*

Le traitement des maladies, à son tour, ou l'action bien constatée des remèdes ou des médications, peut être utilisé comme moyen de diagnostic. Le Père de la médecine l'avait bien compris lorsqu'il disait : *Naturam morborum curationes ostendunt* : maxime qui sert d'épigraphe au Traité de thérapeutique et de matière médicale de MM. Trousseau et Pidoux.

« On s'est élevé fréquemment, dit M. le professeur Dupré[1], contre ce principe : que de l'action d'un remède on pût jamais conclure à la nature du mal, supposant qu'on ne connaît pas assez les dispositions

[1] Thèse citée, pag. 104.

individuelles qui favorisent ou contrarient le résultat des médications. »

Le fait est vrai : les médicaments peuvent produire des effets différents selon les idiosyncrasies particulières, et, tous les jours, on doit tenir compte de ces circonstances dans la pratique. Mais l'expérience journalière ne prouve-t-elle pas que les remèdes sérieux sont en rapport d'action déterminée avec des indications bien précises? Et dès-lors, la première proposition est établie aussi bien que la seconde.

La maladie et la guérison sont toutes deux des opérations vitales, et l'on doit pouvoir aller de l'une à l'autre, dans les deux sens, avec des idées justes de la manière dont la maladie est constituée, et du mode d'action des médicaments. « C'est ainsi, et j'emprunte encore le langage de M. Dupré, que pour conclure de l'effet d'un remède à la nature du mal qu'il guérit, et pour que la thérapeutique puisse être réellement utile comme moyen de diagnostic, il importe de toujours bien distinguer les effets imaginaires, accessoires ou secondaires. Sans cette précaution, la conclusion ne serait plus légitime, et la saignée pourrait être considérée quelquefois comme un moyen fortifiant ; tandis que les toniques pourraient être mis dans la classe des affaiblissants. »

On peut en dire autant, avec la même raison, des autres sources de diagnostic : des causes, des symptômes, des lésions organiques, de la marche des maladies, même des signes physiques. Il n'y a rien d'absolu dans les sources du diagnostic, prises isolément et sans distinction ; il n'y a pas d'affirmation décidée, sans quelque restriction. Ni l'étiologie, ni la séméïologie, ni l'anatomie pathologique, ni la marche, ni les terminaisons de la maladie ; ni les antécédents, la vie pathologique du malade, sa complexion, son facies, son maintien, l'état de ses forces ; ni les rapports extérieurs, ni le traitement ; non rien, ni dans la maladie, ni dans le malade, rien d'isolé, ou en soi, n'a de valeur caractéristique nécessaire. Chacune de ces choses est susceptible de diverses significations, et, en détail, elles peuvent manquer toutes, les unes après les autres, ici ou là. Néanmoins, quand on les étudie avec soin, par catégories simples ou combinées, on y découvre des rapports de succession plus ou moins constants ; on voit ces éléments s'éclairer mutuellement, se corriger, se donner plus de force, et le contingent qui résulte de cette coopération multiple, finit par se réduire en une série de signes ou de caractères empreints de tout le positif possible en médecine. Et le médecin qui sait interroger la nature humaine, comparer et juger, aboutit presque toujours à connaître ce qui est réellement, et à distinguer ce qui importe dans l'intérêt bien entendu du malade.

---

## CHAPITRE QUATRIÈME.

### Des méthodes de Diagnostic.

> En présence d'un malade, le médecin se conduit comme un naturaliste à qui vous donnez une fleur qu'il ignore ; il en examine l'ensemble, puis il en scrute minutieusement, et l'un après l'autre, les moindres détails.

Nous devons savoir maintenant ce que c'est que le diagnostic médical, et ce qu'il faut entendre par cette opération qui embrasse et contient la partie fondamentale de la médecine. Les principaux éléments ou les sources propres à sa formation nous sont connus, d'une manière générale et dans leur esprit.

Nous avons donc, d'une part, l'objet dans son cadre légitime avec sa détermination exacte, et, d'autre part, les points principaux d'où il procède.

Voyons, en ce moment, comment on doit s'y

prendre, au lit du malade, pour conduire cette opération à bonne fin, nonobstant les difficultés de toute
espèce qui se présentent dans la pratique ; ou, en
d'autres termes, expliquons-nous sur les méthodes de
diagnostic et sur les moyens d'obtenir l'intelligence
complète du problème.

Le diagnostic repose sur toutes les notions qui se
rattachent à l'existence de la maladie, et principalement sur la nature de l'affection et sur la tendance de
sa manifestation, ou sur l'état et l'acte de la maladie,
ou sur le fond et la forme, ou sur l'ensemble et le
siége, à cette double fin d'obtenir la signification
subjective et différentielle du fait pathologique que l'on
a sous les yeux.

Or, cette opération, la plus complexe, la plus
difficile, la plus importante de la médecine-pratique,
appelle à son aide l'observation, l'expérience et le
raisonnement. L'observation impartiale des phénomènes, de tout ce qui peut être saisi par l'application
judicieuse des sens, des procédés physiques et chimiques ; l'expérience, qui donne la sagacité, perfec-
tionne le coup-d'œil, développe le tact et élève les
idées ; le raisonnement, par lequel on parvient à
dégager l'inconnu du connu, et à faire la dernière

synthèse, celle qui résume les indications thérapeutiques.

La maladie est un ennemi contre lequel la nature,
abandonnée à elle-même et à ses seules ressources,
succomberait bien souvent. Il appartient au médecin,
le ministre de la nature, de venir à son secours; de
prendre en ses mains vigoureuses les armes propres
à combattre le mal, de quelque part qu'il vienne,
quel qu'il soit, afin de le détruire, ou au moins de
l'affaiblir. Mais, pour cela, il doit se mettre en position
de savoir le moment le plus opportun pour intervenir,
les moyens à employer et la manière de s'en servir.

Qu'on veuille bien me permettre une comparaison.
Que fait-on à la guerre pour connaître préalablement
son ennemi? On se livre à des *reconnaissances*; on
s'assure, avec les plus grands détails, de sa nature, des
forces dont il dispose, de la position qu'il occupe, de
son importance, et de toutes les circonstances dans
lesquelles il se trouve. Après tous ces renseignements,
on agit en conséquence, soit pour se défendre, soit
pour attaquer, et, finalement, pour vaincre.

Tout cela s'applique parfaitement à la médecine:
le diagnostic se compose de *reconnaissances*, où on
interroge scrupuleusement la nature de la maladie,
son siége, sa marche, son intensité, ses tendances,

enfin tous ses attributs. Et ces reconnaissances , pour qu'elles nous donnent des renseignements suffisants , doivent être entreprises dans un certain ordre , selon certaines méthodes rigoureusement déterminées.

Ces méthodes peuvent être divisées en méthodes d'observation et d'expérimentation , et en méthodes intellectuelles ou de raisonnement.

## § I<sup>er</sup>.

Les premières sont sensuelles, physiques, chimiques et expérimentales.

Quand on le peut , tous les sens doivent être mis à contribution ; tous doivent être ouverts , et, quelquefois , pour étendre leur sphère d'action , on leur adjoint des moyens intermédiaires. « Loin de récuser le témoignage des sens, dit M. le professeur Ribes , nous nous armerons tant qu'il le faudra des instruments qui ajoutent à leur précision[1]. »

L'action des sens isolés , et surtout celle de plusieurs sens combinés , peut être d'un grand secours et résoudre plusieurs problèmes du diagnostic médical ; mais , pour qu'ils nous rendent tous les services dont ils sont capables , il faut que les sens aient une bonne organisation , et qu'ils jouissent d'une grande finesse.

[1] Ouvr. cité , T. I , pag. 28.

Leur intégrité dépend de la nature, l'exquise sensibilité s'acquiert par l'éducation et par l'habitude.

Corvisart a vivement insisté sur la nécessité de l'éducation des sens pour le médecin, attendu qu'il est fréquemment obligé de les interroger. D'un autre côté, l'attention qu'on donne à une qualité particulière des objets, doue à la longue les organes, d'une délicatesse qui fait reconnaître cette qualité lorsqu'elle est insensible au commun des hommes.

Tous les sens peuvent trouver leur application au diagnostic, et cette application peut se résumer dans les procédés suivants, qui sont les principaux :

1° L'inspection ;

2° La mensuration ;

3° La palpation ;

4° La dépression ;

5° La fluctuation ;

6° La succussion ;

7° Le toucher ;

8° La percussion ;

9° L'auscultation ;

10° L'odoration,

11° La dégustation.

L'inspection comprend dans son domaine la complexion du malade, le facies, l'habitude extérieure, l'attitude, le maintien, tous les organes situés à l'extérieur, ou recouverts par des enveloppes minces ou placées peu profondément.

L'œil suffit le plus souvent; quelquefois on se sert de la loupe, et, pour certaines parties, d'instruments qui les mettent à découvert.

On recourt dans plusieurs circonstances, très-avantageusement, à la mensuration. On emploie dans ce but, selon la disposition des parties, soit un ruban non extensible, soit un compas d'épaisseur portant des divisions par centimètres ou par lignes. Dans beaucoup de cas, le médecin trouve dans ses doigts l'instrument de mensuration le plus naturel et le meilleur.

« Quelques précautions, dit M. Chomel [1], sont nécessaires, dans l'emploi de la mensuration, pour donner à ses résultats l'exactitude qui en est la condition principale et qui en constitue l'utilité. La première est d'exercer une pression semblable dans toutes les mensurations qui se succèdent; la seconde est de placer le malade, et spécialement les parties auxquelles la mensuration doit être appliquée, dans une position bien déterminée, et, s'il se peut, dans une rectitude complète, afin que les mensurations ultérieures, faites dans des conditions exactement les

[1] Ouvr. cit., pp. 430 et 431.

mêmes, montrent avec précision les changements qui peuvent être survenus. »

La palpation et le toucher peuvent nous éclairer sur le siége du mal et même sur sa nature ; plus rarement sur celle-ci. Au moyen de la palpation, on constatera une tumeur du foie ; mais la tumeur dépend-elle d'une hypertrophie, d'un amas de pus, d'hydatides, etc., le procédé est insuffisant. Combien de fois n'a-t-on pas pris des tumeurs de l'épiploon pour celles de l'estomac, du pancréas ; des tumeurs de l'ovaire pour celles du foie, et *vice versá !*

« Répétée à des intervalles convenables, la palpation conduit le médecin à juger des changements quelconques que le temps et les moyens thérapeutiques apportent dans la marche des maladies [1]. »

La dépression est souvent mise en usage pour constater l'œdème ou l'anasarque, la tension des parois abdominales ; elle nous permet de distinguer le météorisme, des épanchements abdominaux.

Par le palper et la pression du pouls, nous reconnaissons la vitesse, la force, la dureté des pulsations artérielles ou les qualités contraires, la régularité ou l'irrégularité, la plénitude ou la vacuité de l'artère, et ces distinctions sont de la plus haute importance pour

[1] Ouvr. cité, p. 418.

déterminer le caractère de la maladie, l'état des forces vitales, s'il y a ou non du danger pour la vie. « Les médecins chinois fournissent (d'après Hufeland [1]) une preuve frappante de l'étendue des notions qu'on peut devoir au pouls quand on a le talent de l'interpréter : ils ne font que palper l'artère, et n'adressent presque aucune question au malade. »

C'est par le pouls que l'on décide si la maladie est accompagnée de fièvre ou apyrétique, si la fièvre augmente ou diminue, si elle a un caractère sthénique ou asthénique, s'il y a oppression ou résolution des forces, s'il y a intermission ou rémission ; c'est par lui que l'on juge des crises, que l'on apprécie la tolérance des médicaments et l'opportunité de l'alimentation, etc.

Le toucher a ses limites aux organes accessibles aux doigts ; mais, dans ces limites, il donne des résultats plus positifs que le palper simple.

La fluctuation ne s'emploie guère que dans l'exploration des épanchements abdominaux, ou pour l'examen de quelques tumeurs. Dans les épanchements thoraciques et du péricarde, elle n'a produit aucune lumière.

Hippocrate pratiquait déjà la succussion pour con-

[1] Ouvr. cité, p. 15.

stater le mélange du liquide avec les gaz , dans les hydro-pneumothorax. Le gargouillement n'est qu'une forme de succussion abdominale , qui indique la présence des liquides et des gaz dans le tube intestinal.

Dans les maladies du poumon et du cœur, les signes physiques, dont la valeur est si significative , se tirent de l'inspection et de la mensuration de la poitrine, de la palpation , de la percussion et de l'auscultation. « Grâce à Laënnec , dit M. le professeur Jaumes [1] , nous nous rendons maintenant un compte exact de ce qui n'était que vague et mal défini , et nous percevons des impressions nouvelles, à l'aide desquelles la connaissance de certaines maladies est devenue plus complète. » Aussi je dirai , bien volontiers, qu'un médecin qui s'obstinerait à refuser les secours du stéthoscope , ne ressemblerait pas mal à un astronome qui ne voudrait pas observer le ciel à l'aide d'une lunette télescopique.

La percussion peut s'exercer avec profit partout où devient sensible la modification dans la densité des organes.

[1] De l'influence que l'application du stéthoscope a exercée sur le diagnostic et le traitement des maladies des poumons et du cœur. (Thèse de concours, Montpellier, 1835.)

L'odeur de l'haleine, des sueurs et des urines, peut être utile comme signe auxiliaire.

Quant à la dégustation, on ne l'exerce guère, et je ne pense pas que ses avantages doivent faire passer par-dessus la répugnance que ce moyen nous inspire.

Les méthodes chimiques appliquées au diagnostic des maladies sont encore trop peu avancées, pour être bien fixé sur les services qu'elles peuvent nous rendre.

M. Andral avait affirmé que, par l'analyse du sang et des autres liquides, on pourrait déterminer la nature des affections morbides. Cette affirmation a-t-elle été justifiée ? Le papier de tournesol trempé dans la salive rougit-il constamment dans les cas d'inflammation du tube digestif ? Ce signe, dont il est facile de sentir l'importance dans le diagnostic, personne n'en parle plus. L'albuminurie, démontrée par l'acide nitrique dans les urines, n'est qu'une bien faible partie du problème, et ce signe a besoin de tant de restrictions, de commentaires, d'additions, qu'on pourrait presque soutenir que, relativement au diagnostic, il a été jusqu'ici plus dangereux qu'utile.

Loin de nous cependant l'idée de dédaigner complètement l'utilité quelquefois incontestable des agents chimiques, pour arriver à une détermination diagnostique revêtue de quelque apparence d'exactitude ! Nous croyons qu'ils pourraient rendre des services, ainsi que le font, de leur côté, les observations microscopiques à l'aide desquelles on peut démontrer la présence de tel ou tel liquide anormal dans un liquide physiologique quelconque, ou nous édifier sur la nature de certaines tumeurs, mais pourtant dans des limites un peu plus restreintes.

On a voulu, à l'aide de l'expérimentation, nous apprendre le siége et la nature des maladies chez l'espèce humaine, et produire, par des opérations auxquelles elle soumet les animaux, les mêmes symptômes qui s'observent chez l'homme. Ces expériences peuvent avoir jeté quelques lumières sur certains points de médecine, tels que les affections du système cérébro-spinal, par exemple ; mais le diagnostic médical en a été plutôt troublé qu'éclairci.

Les méthodes sensuelles, qui peuvent avoir quelques résultats satisfaisants, ne doivent être considérées que comme une première vendange, ou une préparation pour la découverte de la vérité médicale proprement dite.

Pour celle-ci, plus encore que pour les autres

sciences, il faut avoir recours à l'intelligence ou au raisonnement.

## § II.

Ce que les sens ne peuvent entrevoir, l'intelligence l'aperçoit : *Quæ oculorum aciem effugiunt, hæc intelligentiæ visu comprehenduntur* [1]. Les méthodes intellectuelles se font par l'observation, la comparaison et le raisonnement, et à l'aide surtout de l'analyse inductive, la plus excellente de toutes les méthodes ; qui, dirigée sur l'espèce nosologique, la fait connaître en entier, et dans son mode constitutif, et dans son siége, et dans les motifs de sa guérison ; qui l'embrasse dans son individualité caractéristique, et la distingue de tout ce qui n'est pas elle ; qui, en un mot, rend la maladie palpable jusque dans ses nuances les plus délicates.

Or, c'est là précisément faire le diagnostic d'une maladie, et celui qui parvient à l'établir ainsi largement, dans toute sa plénitude, nous paraît devoir être le praticien le plus habile et le plus heureux.

Les vérités de fait ou d'observation en sont les matériaux ; le raisonnement les rassemble, les compare, les

[1] Hippocrate, *Lib. de arte.*

classe, les combine, et il en tire les vérités de déduction ou le diagnostic-principe.

Une maladie étant donnée, si vous la soumettez à l'analyse clinique dans ses conditions pathogénétiques, dans son expression phénoménale, sa marche, ses diverses formes, ses complications, ses tendances, etc., vous en aurez bientôt la raison suffisante, et vous y découvrirez la clef des méthodes thérapeutiques.

Le diagnostic est direct ou spécial, lorsqu'il est la déduction immédiate des faits recueillis concernant la maladie dont il faut fixer le caractère.

Il est comparatif ou différentiel, lorsque les indices fournis par les antécédents ou l'examen du malade ne conduisent pas à un degré de certitude satisfaisant, et que le diagnostic ne peut être directement formulé. On a recours alors à une autre opération intellectuelle qui consiste, suivant le conseil de Bacon, à procéder par la négative et à arriver aux affirmations après des exclusions de toute espèce. Le jugement s'exerce, dans ce cas, par voie d'appréciation comparative et de retranchement successif.

A l'aide de tous ces moyens, on obtient les affections simples ou les états essentiels de maladie, les formes symptomatiques qui les dévoilent, les complications variées qui les enveloppent; on détermine le véritable caractère pathologique : si c'est l'organisme dans l'ensemble du système qui est affecté, ou un seul organe, et quel est cet organe ; à quelle modification morbide essentielle se rapportent les phénomènes de la maladie ; et on arrive ainsi de proche en proche, dans les cas où on en a le droit, à l'altération des forces organiques ou vitales, qui constitue le phénomène le plus reculé de la maladie ou le mode affectionnel.

C'est la doctrine de nos Maîtres, que j'ai entendu développer par MM. Jaumes et Dupré. Elle ne sort pas d'un empirisme raisonné, basé sur la constitution de l'homme vivant et sur le génie de la médecine. Elle détermine le caractère des maladies par l'histoire de leur formation, de leur développement, de leurs terminaisons et de leur traitement. Elle remonte au phénomène primitif ou initial des maladies, cela est vrai ; mais sans se laisser distraire par leur nature intime supposée, et seulement comme une déduction logique, que l'on dégage graduellement et par l'ensemble des faits. Dans cette doctrine, on ne redoute aucun des emplois légitimes de la raison, comme ont fait les empiriques ; mais on n'en abuse pas, comme les systématiques de toutes les sectes. On y tient compte de toutes les facultés de l'esprit humain, de tous les faits, de toutes les déductions naturelles, en coordonnant toujours le tout au but fondamental que se propose le médecin praticien : la connaissance de la maladie, et la recherche de l'indication thérapeutique, pour le soulagement et la guérison des malades.

FIN.

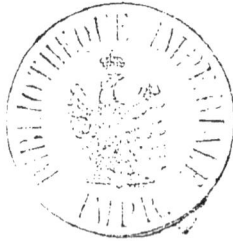

# TABLE DES MATIÈRES.

—·＋❈＋·—

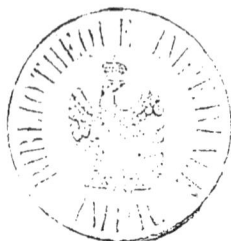

www.ingramcontent.com/pod-product-compliance
Lightning Source LLC
Chambersburg PA
CBHW071159200326
41519CB00018B/5279